究極休息術

醫學博士 Matthew Edlund M.D.
馬修・埃德隆
林資香——譯

重新設定身心的30天休息計畫

THE POWER OF REST

WHY SLEEP ALONE IS NOT ENOUGH.
A 30-DAY PLAN TO RESET YOUR BODY

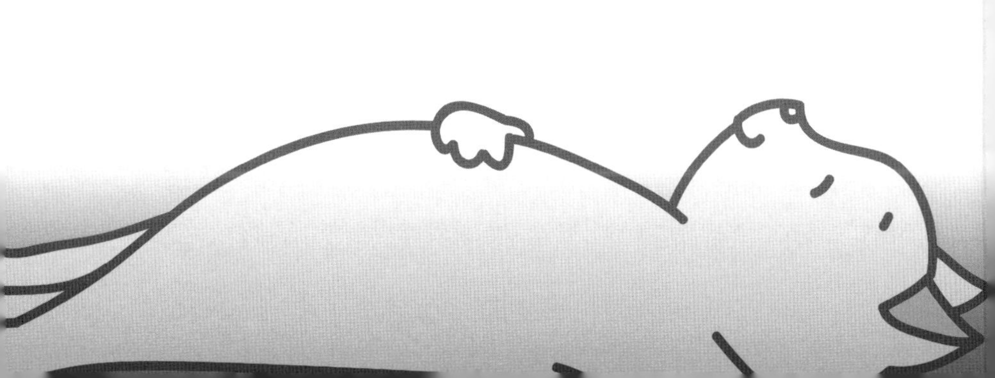

目次

Part 1

重新設定身心的30天計畫

Part 2

合而爲一，讓生活充滿美妙樂音

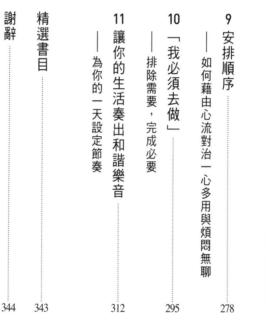

Part
1

重新設定身心的
30 天計畫

chapter 1

為什麼你需要積極休息

我曾經以為休息只是在浪費時間。我是個醫生，當我有時間診治病人、教書、撰寫研究論文時，為什麼要休息？我花了一段很長的時間才搞清楚，大多數的醫療從業人員與更多的一般大眾都弄錯了這項基本事實：休息並不是在浪費時間，而是一種生理需求——一種修復與重建的過程。休息並非毫無用處，而是一條通往我們的更新、生存的康莊大道。老化的過程，並不一定意味著一部年輕健康的人體機器，無可避免地退化成一具生鏽、腐朽的廢棄殘骸；相反地，我們應該將老化視為一齣人生的劇本，而我們的身體會在這一生當中經歷、學習、重建、再生（包括我們的大腦）。我們藉由休息的過程，重新創造、更新修復、重組自己。

為什麼休息的重要性被如此嚴重地忽視？部分是因為，我們花了大量的時間在跟機器一起工作、為機器工作、圍繞著機器工作，以至於我們開始認為自己也是一部機器；但我們不是機器，我們是生物，我們可以在最短暫的片刻之中完成比任何機器更多的事，當然也感覺更加快樂。人體基本的設計要件之一，就是藉由休息達到更新修復的需求；我們需要休息才能存活，就像我們需要食物是一樣的道理。一旦我們理解了——即便只是些許的理解——我們身體的設計方式，我們就能在更短的時間內完成更多的事，經歷截然不同的巔峰體驗，為我們時而支離破碎、往往疲憊不堪的生活帶來節奏感與美妙樂音；如果我們知道如何休息，這最簡單的舉動就會成為純然愉悅的時刻。休息主要是一個使我們充滿活力與（重新擁有）創造力的積極過程，沒錯，你不必一直覺得疲憊不堪，你只需要知道你的身體是如何設計的；只要按照身體的設計方式去使用它，你就能夠快樂、長久、健康地生活。

但我在這裡講得太快，進度有些超前了。事實上，我花了多年的時間才明白，休息對人體的設計、健康、快樂是多麼重要。多年來，我始終以為睡眠不足才是最大的問題。

聖地牙哥

數十年前，我在聖地亞哥退伍軍人醫院（San Diego VA Hospital）的午餐隊伍中排隊等著用餐，已經下午一點多了，當時飢腸轆轆的我只是一名內科的實習醫師，被那些在我之上的人視為一種低等生物——能夠在不怎麼需要睡眠或其他休息方式的情況下行動與學習，每週值班一百一十個小時是家常便飯。我不但得處理院內一般病患頻繁發生的緊急狀況，還在午夜之後收治了六名病患；我從前一天早上七點開始工作，這天早上六點，最後一批病患大量湧進之後，我們之中的一人——哈維・莫圖爾斯基（Harvey Motulsky）醫生——笑著對我說：「另一個表現的機會來了。」然後步履蹣跚、搖搖晃晃地去查看有什麼新的臨床災難在等著他。在過去的二十四個小時當中，我們全都只睡了幾分鐘。

我安慰自己，我抓在手上的黃色票券代表我不必支付餐費。當我正在考量著要如何從三種可能的主菜中做出選擇（那層麵包屑底下到底是什麼？）時，自助餐廳的喇叭突然響起藍色代碼（code blue）的急診警報。

有人正瀕臨死亡，而我們的工作就是阻止他們。我得走了，有那麼一刻，我納悶自己可以在三十秒內塞下多少食物，但接著，我意識到排隊結帳會浪費多少時間，我現在就得走了。

喇叭又響起另一個藍色代碼的急診警報。現在，有兩個人就要死了；我該去哪一層樓？我丟下托盤拔腿就跑。

這就是我們在那些日子裡所做的事。我們跑個不停，日以繼夜、夜以繼日，待命三十六個小時，然後休息十二個小時。第二天，我們進醫院工作十二到十五個小時，睡幾個小時，然後又回到三十六個小時以上的待命狀態，一週七天皆是如此。許多實習醫生下班後走到停車場，會一臉茫然又困惑地盯著建築物看，因為他們根本記不得自己把車停在哪兒；就連開車回家也不是件易事。有天傍晚，我在五號州際公路上被聖地牙哥的警察攔下，他們告訴我，我的車子東搖西擺地前進，他們以為我喝醉了；但是當他們看到我穿著醫院的白袍時，就擺擺手讓我走了。

雖然一週標準的工作時間是一百一十個小時，我們的教授告訴我們，我們已經非常、非常地幸運了；我們每三個晚上才需待命一次，而他們以前是每兩個晚上就要待命一次。工作三十六個小時，休息十二個小時，周而復始。一個制式的笑話是這麼說的：每隔兩個晚上待命一次，意味著你錯失了半數的有趣病例。

我們學到的訊息是：沒用的娘娘腔才需要睡覺。你餘生每一天的二十四小時當中，都必須為任何突發狀況、緊急情況或災難事件做好準備，而且你永遠不能犯任何錯誤；如果你犯了一個錯，就可能有人會死。

的確有許多人因此而死。光是在這個國家，就有成千上萬人因不必要的錯誤而枉死，而其中有極大比例是因為實習醫生與住院醫生睡眠極度不足，以至於他們搞砸了、犯下大錯，就像酗酒的滑雪者試圖飆速滑下山坡。

如今，法律已將實習生的工作時數限制為最多不得超過每週八十四個小時，但醫學界的心態並未真正改變，往往規避法規，而受訓的醫生仍然不斷在臨床上犯錯。包括醫學院院長在內的許多醫學界的教師，仍然認為睡眠只是在浪費時間。二〇〇九年，美國聯合專業睡眠學會（Associated Professional Sleep Societies）在西雅圖舉行會議，一位全球最知名的睡眠研究者解釋，他曾經告訴一位醫學院的管理者，某位學生在課堂上不斷睡著是因為他罹患了猝睡症（narcolepsy），一種無法控制、猝然入睡的罕見疾病。然而，這位管理者並未詢問如何治療或包容這名珍貴的學生，他只想知道如何擺脫他。

工作可以成為命運。在我發現睡眠醫學是一項真實可行的職業之前，我接受了內科、公共衛生、以及精神病學的訓練。在佛羅里達設立一座睡眠實驗室之前，我成為一名睡眠醫生並在布朗醫學院（Brown Medical School）管理一個部門，同時擔任醫院的臨床主任以及後來的醫療主任以維持生計。我教導其他人可以如何運用生物節律來改善健康與表現，並幫助人們逐漸好轉。

但光是改善睡眠還不夠。數以百萬計的人儘管睡得好，仍然感到疲憊不堪、精疲力竭、挫折沮喪，而且他們生命中的大部分時間皆是如此；他們不知道完全警醒、充滿生氣活力、對下一刻即將發生的事興奮不已是什麼樣的感覺。為了充分感受那些被描述為最美好回憶的巔峰體驗，甚至只是為了治癒疾病並活下去，人們需要學習如何休息。在照顧了成千上萬名病患之後，我發現了這個事實；其中的一名病患，就是凱莉。

凱莉

凱莉緩慢地走進我的辦公室，痛苦地坐了下來，主訴的症狀是失眠；她日夜都無法成眠，始終處於精疲力竭、疲憊不堪的狀態。除了萎靡地癱坐在椅子上，她幾乎什麼事都做不了。

我問凱莉為什麼會來找我看診，她的故事聽起來有種令人不安的熟悉感。

凱莉為一間類似政府機構的大型企業工作，並獲得了晉升。這間企業本來就以工作逼瘋員工聞名，心懷妒忌的同事又當面挑釁她，說她升職之所以如此順利是因為她跟主管上了床。這些汙衊與毀謗，使得她越發努力工作以證明自己的能力。

凱莉幾乎每週都工作六十個小時以上，若碰上公司在半夜或假期期間發生緊急事故，她還會開車來公司處理這些危機；她熱愛解決問題，也曾經極為擅長於此。

每天，當凱莉下班回家之後，仍然繼續這種「忙得不可開交」的快速步調：周旋在她的丈夫與朋友們之間，裝修、改建房子，研讀書籍與期刊以便讓自己把工作做得更好。凱莉做得愈多，她所背負的責任也愈來愈重。但是，她熱愛挑戰。

無法專注是凱莉在自己身上注意到的第一個主要問題，接下來沒多久，她開始無法入睡。她整夜不斷醒來，盯著鬧鐘，設法重新入睡；如果成功地重新入睡，也是斷斷續續地睡不安穩。然後，她會努力把自己拖下床、強迫她的身體去工作，直到有一天，她再也無法從床上爬起來。

等到凱莉踏進我的辦公室時，她的身心都已經崩垮了。她已經有一年多的時間無法工作，靠醫療失能（medical disability）給付維生；她的診斷是慢性疲勞，但許多醫生拒絕承認這種症候群的存在。數年來，她不斷地更換醫生，也愈來愈沮喪失望。她雖然保住了婚姻，但失去了許多朋友，同時也失去能力去做幾乎所有讓自己開心的事。

凱莉看著我，然後低下頭看著地板，開始哭了起來。她應該很年輕，看起來卻十分蒼老，臉色蒼白得不健康，雙臂也慘白浮腫。

我詢問凱莉如何度過她的一天：何時醒來、做什麼事、何時設法入睡。更換藥物治療、改變睡眠行為，這些做法都對她產生了助益；她開始能入睡了，並且說她睡得很好。

我被教導並且深信的觀念是，良好的睡眠會讓人們有更多精力去從事他們喜歡做的事，對凱莉來說應該也是如此才對，但事實則不然；大部分時間，凱莉還是疲憊不堪，或許她就像我其他的慢性疲勞患者一樣，他們若是操勞過度，後來所付出的代價就是癱瘓般的精疲力竭；即便睡得比較好了，凱莉還是常常無法從床上爬起來。

其他人告訴我，我的療法雖然大幅改善了他們的睡眠，但他們仍然整天感覺疲倦不堪而且精疲力竭。事實上，有許多人雖然說自己現在已經睡得很好了，仍然感覺呆滯、遲緩、而且疲倦；然而，大部分這些患者並沒有慢性疲勞的症狀，顯然良好的睡眠尚不足以讓他們有效地運作。

我需要別的、某種可以幫助人們一整天運作良好的療法。我教凱莉運用一種革命性的方法——「遠颺」（going FAR）——來安排她的日常生活，這個方法意味著依序運用食物（food）、活動（activity）、以及休息（rest）的安排，並在一整天中不斷地重複這樣的順序。運用「遠颺」有許多好處，因為人體本就是透過基本、潛在的律動在運作；你是否曾經想過人們為什麼喜愛音樂？或許是因為我們每個人基本上都跟隨著音樂的律動與節奏，這也是我們身體細胞相互交流的一種方式。運用「遠颺」的一大好處是，它會幫助你朝充滿美妙樂音的生活邁出第一步。你將在本書中學到這一點。

當我學著藉由「遠颺」來治療人們，我也開始認識到休息的雙重本質。有些休息的方式是被動、消極的，像是坐在電視機前；但對大多數人來說，坐或躺在電視機前並不能讓我們真正得到充分休息或恢復健康。以修復為目的的休息，它的完整力量是來自各種積極休息（active rest）的方式；積極休息是由以修復為導向，並以可重建並重新連結身心的活動所組成，讓你得以重新調整、設定並有意識地引導身體與大腦提升能力，從而去做你想做的任何事。當我發現這些積極休息的新技巧，我同時也發現，積極休息能讓人們在最無聊的日子裡笑逐顏開，也能賦予他們新工具以獲取巔峰體驗。你將在本書中學到許多這類積極休息的技巧。

現在的凱莉很快樂、動作敏捷，心思也經常保持敏銳而警醒。可惜的是，她無法回到原來的工作崗位上，因為每天到了傍晚時分，她的慢性疲勞還是會讓她精疲力竭；儘管如此，她已經可以工作了。她現在幫忙經營一間跟她兄弟一起創立的公司，並且撰寫文章與書籍；大部分的時間，都跟她關心的人在一起。凱莉學會了如何調整生活步調，跟隨著她的生物時鐘強有力的節奏前進，這些節奏設定了她體內每個細胞的基本狀態。她每天早晨醒來時，都對新的一天充滿了期待；她知道對療癒、重建、健康、以及生命本身來說，休息是絕對必要的。

太多人從未以這種方式享受過生活，他們從青春期開始，就日復一日地感到倦怠厭煩、疲憊不堪、或是精疲力竭。我可以預期我的睡眠患者會抱怨他們的疲憊症狀，這是理所當然的；但遺憾的是，他們不是唯一會如此抱怨的人，我大多數的朋友竟然也是如此。倦怠與疲憊，如今成了美國生活的常見副作用。

我們不是非得如此度日，事實上完全不必如此。對凱莉有效的方式，幾乎對每個人都有效；學會利用身體的內在智慧去休息，原本不可能的就成了可能。我們的身體通常都知道該怎麼做，才能讓我們保持健康。完整地複製心臟細胞要花上好幾年的時間，但最近的研究顯示，從亞細胞（subcellular）的層次來看，基本上，我們在三天內即可重建心臟；許多關鍵性的心臟蛋白質，在被回收與再利用之前，只能維持三十分鐘之久。如果你提供你的身體適當的條件與它所需要的工具，尤其是休息的益處，那麼它就能自我重建並更新修復，如此一來，像是疲憊症候群（exhaustion syndrome）、慢性疲勞、纖維肌痛（fibromyalgia）之類使人衰弱的疾病，應該就會鮮少發生。在許多情況下，如果你知道如何好好休息，這些疾病都是可以被預防的。但休息的作用遠不止於預防疾病，正確的休息還可以讓你感覺完全警醒、同時徹底放鬆。當你學會使用書中所描述的快速而簡單的休息技巧，那麼，只要短短的片刻，這些技巧就能幫助你創造快樂、舒適的生活。

為什麼休息不只是睡眠

你不妨問自己這個問題：如果你可以做得更少卻變得更健康、更有生產力、更成功，你會去做嗎？如果你知道如何休息，你就能做到。

我認識的大多數人對於休息都有奇怪的想法。當我詢問病患、同事、朋友休息時會做什麼事，他們都提到兩件事：⑴睡覺⑵看電視。

睡眠一向占據人類生活約三分之一的時間，根據美國普查局（U.S. Census Bureau）的報告顯示，美國人有一半的閒暇時間都坐在電視機前。然而，睡眠與電視只是兩種消極休息（passive rest）的方式。

事實上，休息是一種修復。你的身體並不是某種機器，會在二十歲時達到巔峰、然後緩慢地（好吧，有時是快速地）燒壞並崩毀。你是活生生的有機體，你每天都在重新塑造自己，每一刻你都在改變，從做中學；你的身體需要重建並更新修復，才能保有你從日常生活中學習到的新事物。生活就是改變，你藉由重建而改變。你在六十五歲時解答數學問題的方式，跟你在二十五歲時的做法必定截然不同；你可能會做得更快、更正確無誤，因為現在的你有了一個多年來不斷學習、經驗豐富、自我重建的大腦。當你休息時，你的身體會進行許多內在的重建。

最近有照鏡子嗎？花一點時間，仔細看看你的皮膚，記住這張備受好評的面孔。等兩週之後，再仔細瞧瞧。

你極可能看起來還是一模一樣，甚至會認為自己沒有絲毫改變。但是真的有。你臉上的皮膚幾乎全都是新的，全都被汰換了。這就是休息的成果，在休息時，身體會自我重建、更新修復、重新連結並創造。

在消極休息的過程中，你的皮膚自我重建了。如果你運用「遠颺」的方法，並在正確的時間獲取充足的睡眠、攝取正確的食物，那麼你皮膚的更新與修復就會進行得十分順利。這一切都發生在你不知不覺、沒有意識到的情況下，你完全不必花費力氣去想這件事。相反地，積極休息則需要有意識地思考與引導。好在積極休息與消極休息可以全天候地同時並存，更棒的是，這兩者可以相輔相成、發揮最大的綜效。以下，讓我來說明一下。

為了進行社交休息——積極休息的四種主要形式之一——你邀請一位同事跟你一起去用午餐（這是社交休息的第四項技巧，會在第五章中討論到）。你們漫步走過幾間商店、注意有哪些新品與特價品，然後繞過一處地面高低不平的街角，你在過馬路時滑倒了。你的同事閒聊著並評論你們共同的上司，說他最近看起來很累，或許是因為最近的經濟危機所導致的種種行政管理改變，使他煩惱到失眠；然後她告訴你關於她的另一半以及孩子們的事，並提到那些卡車將建材載運到距離她家只有一個街區的一所新學校時，所發出的惱人噪音。你們經過兩間再熟悉不過的餐廳，看了看它們推薦的特餐，然後又往下走到第三間餐廳，它外頭的小黑板上寫著烤鮭魚，正好是你想品嚐的菜色。這間餐廳的戶外剛好沒有空桌了，於是你們走進裡頭，要求靠窗的位置。

你們坐了下來。

當你坐下來時，細胞內的訊息在你的臉部與手部皮膚細胞間飛快地傳遞著；儘管你穿著長袖上衣與長褲，早上還塗了一層薄薄的防曬霜，但顯然不足以阻擋正午的灼灼烈日，紫外線烘烤著你的細胞，破壞了細胞的外層並切入了細胞的DNA；染色體釋出特別的修復酵素以修補DNA的損傷，其他蛋白質也趕來替換破損的細胞內膜。如果修復的時間足夠而且能夠順利地進行，那麼DNA「攻擊」就會消失，不會形成任何腫瘤。

然而，你的身體已經從長久以來的經驗得知，為受損細胞組織所進行的立即修復，只是修復過程的開端而已。被激活的黑色素細胞將色素擴散開來、遍布整片皮膚，以防止進一步的紫外線傷害——這就是我們稱為被太陽曬黑的棕褐膚色。如果紫外線的傷害面積夠大，就會出現發炎的紅色斑點，於是白血球會從小動脈與毛細血管中出動並擴散開來，運走死去的細胞、清除其他碎片殘骸，並發送信號以進一步增加血流量。

而你在路緣滑了那一跤雖然不嚴重，卻也損傷了膝蓋十字韌帶前端的細胞，於是炎症細胞（inflammatory cell）紛紛趕來，發出信號給附近的結締組織細胞開始準備分裂，以製造新的細胞來取代那些失去的細胞。你的步行強化了腿部肌肉，其中有許多肌肉開始長出新的肌動蛋白（actin）與肌凝蛋白（myosin），使你的肌肉更為強壯而敏捷。

這一切修補與修復，都是在你坐下並與同事交談時，被動且無意識地發生；然而在此之際，社交休息與活力的恢復也在同時進行中。她告訴你她生活中所發生的事，你也告訴她有關你自己的事；當你們聊天時，你意識到你跟她有多少不同的聯繫：你們對自己孩子的情緒反應又是多麼類似，而且你們都有讓自己抓狂的年幼女兒；同時，她對待孩子的某些方式也可能適用於你跟你的孩子。當你們聊著自己孩子的行為時，你聞到川流不息地飛舞在侍者雙臂間托盤上的各式菜餚氣味，於是血液開始流向你的腸胃；這些吸收細胞只能存活一天，它們也發出需要汰換的信號。

這天晚上，當你終於上床睡覺時，你的大腦會處理這頓飯的所有資訊、路過餐廳與咖啡館聞嗅到的無數氣味、你的侍者身上穿的淡粉紅色襯衫，以及一輛加速駛離的摩托車發出的刺耳噪音——讓你想起你下週得去看牙醫；你會記得你的同事告訴你有關她女兒的生日派對，以及當她女兒被告知可以邀請誰時，她臉上是什麼樣的表情。

根據威斯康辛大學（University of Wisconsin）朱利奧・托諾尼（Giulio Tononi）與奇亞拉・西雷利（Chiara Cirelli）的研究指出，在你睡著時，你的大腦會「丟棄」大部分的這些資訊垃圾，只留下要點，這些經過處理的經驗會在你的大腦中編碼；當你醒來，你會想到你新婚的姪女正在考慮搬到你朋友的社區，並且會很有興趣知道那裡正在興建一所新的小學。

睡眠在其他方面很有用。我們年輕時，大約有五分之一的睡眠時間會進入深度睡眠的狀態；這種睡眠階段幾乎可說是一種近乎昏迷的意識狀態，你對它不會有任何記憶。在深度睡眠中，你的身體會製造生長激素，而生長激素就是讓事物生長，重新引導荷爾蒙與其他的信息分子巧妙地重建並重塑你的身體，重組你的肌肉與結締組織，讓你變得更強壯、更健康，皮膚也變得更緊實。

可惜的是，深度睡眠的時間隨著年紀而減少，生長激素的產生也是如此。男性的深度睡眠下降幅度大於女性，因此，即便是健康的男性，他們到了六十多歲可能就再也沒有任何的深度睡眠了（沒錯，人生並不公平）。為了彌補這樣的缺憾，有些人每年會花數萬美元去注射生長激素；但如果你學會了本書中所描述的簡單技巧，你就能增加深度睡眠的時間而毋須使用任何藥物。

你會在本書中學到幾種睡個好覺的簡單方法，包括你自己的睡眠大改造。畢竟，睡眠仍是消極休息的一種重要方式。另一方面，積極休息也會帶來極大的助益，社交休息就是其中一種實用的做法。

積極休息

許多人告訴我，他們沒有時間休息；還有些人告訴我，他們認為休息只是一種懶惰、愚蠢的表現。許多人認為休息很無聊，還有些人認為休息只是在他們無法繼續下去時——就像跑馬拉松，不論是用他們的腳跑還是在工作上的衝刺——才不得不做的一件事。對許多人來說，他們對休息的印象就是癱瘓在椅子上，兩眼空洞無神，身心精疲力竭。對他們許多人來說，休息就意味著什麼事情都不做、什麼念頭都沒有。

但你若對物理學略知一二，你很快就會意識到，「什麼都沒有」絕非什麼都沒有、或是真正的虛無。從「什麼都沒有」之中生出的大爆炸，創造了宇宙跟我們的世界。虛空中的「什麼都沒有」充滿了暗能量與暗物質，在目前的情況下，這些能量與物質構成了我們宇宙質量的百分之九十六。

沒錯，暗能量與暗物質構成了我們大部分的宇宙。雖然我們對兩者皆不甚了解，但我們知道，暗能量與暗物質對我們的存在至關緊要。

對我們許多人來說，休息與暗能量、暗物質非常相似，它非常重要，但我們並不怎麼注意它。然而，就像暗能量，休息從本質上來說是積極活躍的；但跟暗能量與暗物質不同之處在於，我們可以在任何想要的時候利用休息。

藉由積極休息，你可以重新連結並重建你的身體；本書甚至提供你一個為期三十天的強大而簡易的計畫，並且每天教你至少一項簡單的休息技巧。在這三十天當中，你將學會如何以改善健康、心情、社交連結、活力、創造力的方式，有意識地、設想周到地進行休息；更重要的是，你會因此而獲取諸多樂趣。

部分的樂趣在於主動引導你的身體與大腦去做事，而且不必花多少時間就能完成。本書中教你的主動休息技巧，經過練習之後，大多可以在一分鐘之內完成。經過三十秒或六十秒之後讓自己感覺更活躍、更機敏，不但很有趣，人們還告訴我，更實用的是，書中的技巧可以教你如何在極度混亂中保持輕鬆鎮定。

學習積極休息技巧的部分樂趣，也在於你意識到自己可以多麼有效地聚焦與專注；當你全神貫注在你所做的事情上，就有機會去經歷生命中的許多巔峰經驗。結合並運用不同的積極休息技巧，可以讓你更專注、更放鬆，同時感覺更好、更能做到事半功倍，因為你將身心重新設定為可自我調整，從而獲得更大樂趣並提升整體效益。休息可以是性感、滿足、同時讓人既平靜又興奮。

或許休息的價值被低估了，因為我們沒有一種分類法，可以為不同類型的積極休息命名。以下是四種積極休息的方式，希望未來的研究可以提供我們更多的方法。

四種積極休息的方式

心理休息（Mental rest）意味著以一種恢復活力的方式，理智地專注在你的環境上。心理休息的技巧讓你得以快速有效地獲取平靜而放鬆的專注力，隨時隨地都能放鬆而專注。心理休息能提升專注力、強化覺察與意識，並讓你獲取更可觀的成果。

社交休息（**Social rest**）意味著運用社交連結的力量達到放鬆與恢復活力的目的。社交休息可以提供一種歸屬感與和睦感，不但能預防心臟病與癌症，還能賦予你樂趣、目的、以及愛。與同事一起吃午餐只是社交休息的一個小小範例，卻能如實不虛地拯救你的性命；大多數研究皆證明了社交連結對健康的重要性，並不亞於控制高血壓與戒菸。對全世界長壽人口的最新研究亦顯示，社交休息對總體的存活而言，或許遠比大部分研究者所認為的更加重要（甚至在工作狂熱盛行的美國，社交休息也發揮了相當作用；某些社交連結緊密的次族群，平均壽命皆超過九十歲）。

靈性休息（**Spiritual rest**）是與超乎我們自身、更偉大的事物產生連結的一種練習，賦予我們生命的意義與共同參與感——這是人們所渴求的事物，就像食物一樣。靈性休息可為我們帶來內在平衡感與個人安全感，並在看似無處可尋求慰藉時，適時地給予我們安慰。

身體休息（**Physical rest**）是透過專注於你的身體與最簡單的生理過程，從而激發平靜與放鬆的感受、心理的警醒與靈敏度、以及驚人且更佳的健康狀況。就像大多數積極休息的技巧一樣，你幾乎可以隨時隨地練習身體休息。

儘管睡眠是一種消極的休息方式，但睡眠的重要性無庸置疑。睡得好，你就能以你從未體驗過的方式去控制體重、提升學習與記憶成效、感覺清醒而靈敏。這也是為什麼本書要從你的睡眠大改造開始論述。然而，為了讓你了解積極休息可以多麼地令人愉快，不妨讓我們想想其中的一個方式——性。

性作為社交休息的方式

美國人談論性、嚮往性、思考性、幻想性、以及拿性來開玩笑，遠比他們真正親身實踐還頻繁得多。這很悲哀，因為性是一種特別讓人深感愉悅舒暢的社交休息方式，性可以產生許多非常棒的效果。

身為一位生物時鐘方面的專家，我可以向你保證，在一天中的某些時間做愛往往更為美好；同時，當你與你的伴侶都精力充沛、得到充分休息時做愛，也會感覺更加愉快且充滿樂趣。難道你只想在一天就要結束、雙方都累癱時做愛嗎？

希望不是，因為性可以讓人得到充分休息而且深感平靜。即便是對重視自己的體操技巧的某些人來說，性關係也能讓肉體徹底地放鬆。法國人把男性對性高潮的反應稱之為「小小的死亡」（le petit mort），他們的伴侶多認為這樣的形容十分精確；看著你的另一半從情慾高漲到鼾聲大作，並不是大部分女性（或男性）所樂見的一幅景象。

性也能帶給人心理上充分的休息與平靜。不論是事前的意亂情迷或是事後的心滿意足，人們將自己在做愛時與做愛之後的心境描述為快樂、自由、再度充滿活力。然而，當性被用作一種有意識的社交休息技巧時，它也能發揮強大的社交連結作用。

性作為一種休息的形式，也點出了若干積極休息的眾多好處。積極休息的技巧很簡單，涉及的往往是你本來就知道怎麼去做的事；而且這些技巧很容易結合起來，因此，你可以透過相同的簡單活動，達成社交休息、身體休息、以及心理休息的目的。儘管這些技巧有時看起來像是世界上最簡單不過的事，卻能對你的健康、長壽、快樂與否，產生無遠弗屆的影響。

倘若做得正確，休息技巧甚至可以讓人感覺充滿節奏、如音樂般美妙；你可以學習以創造日常音樂——帶有你自己的速度、韻律、節拍——的方式，將它們結合起來。當你練習積極休息時，你生活的其他部分也會變得更美妙動人；你可以自行決定何時、如何去運用這許多不同的休息技巧，不但能製作出屬於你個人的日常音樂，還能讓其他人跟你一起愉快地演奏他們的個人音樂。這全都得歸功於「休息的力量」。

休息力量的計畫

本書分為兩部分，第一部分是一項休息力量的計畫，為期三十天；在這項計畫中，你每天都會學習到新的休息方法與技巧。

第一部：重新設定身心的30天計畫

第1天到第7天：你的睡眠大改造

這是一項為期三十天的計畫。在第一週，你先檢視自己真正的睡眠狀況，然後學習極為簡單的入睡方法，並且讓自己保持睡著。在睡眠中，你的大腦會接收並處理你在前一天清醒時學到的東西，讓你準備以重新布好線路的神經系統來迎接嶄新的一天。如果你能記得你在不同的睡眠階段做了什麼，你可能會以為自己已經活了幾生幾世了。

睡眠應該是不費力而愉快的，雖然往往並非如此。因此，在第一週的每一天，你都會學到一項快速而簡易的技巧，讓自己放鬆、平靜下來，準備好迎接效力強大、讓人煥然一新、充滿活力與創造力的睡眠。畢竟，你還是得睡得好才能充分享受積極的休息。

第8天到第11天：身體休息

在這四天當中，你會學到六項快速而簡易的技巧，讓你的身體可以隨時隨地、迅速地進入休息狀態。你會學到如何以全新的方式聚焦在自己的身體上，從而改善身心的健康。只要若干練習，你就會搞清楚如何讓自己在混亂中平靜下來，一個附帶的好處是，沒有人會注意你是怎麼做到的。

第12天到第15天：心理休息

在接下來的這四天當中，你將學會五項不同的技巧，幫助你獲得心理層面的休息。此後，不論是在鬧哄哄的商務會議中、在機場安檢隊伍無止境的等待中、或是在癱瘓的交通狀況下被困在車陣當中，你都能獲得心理上的休息。藉由這些不同的技巧來放鬆、活化你的心智，展開一個遠超乎你所能想像的過程，讓你自己變得更專注、更平衡，還可能更有趣呢。

第16天到第20天：社交休息

在接下來的五天當中，你會學到六項社交休息的快速技巧，也就是你可以與你所愛的人以及你想深入了解的人建立連結的方法，並且隨時可以帶給你自己更強大的安全感與穩定感；人們都希望擁有安全感，而社交休息正可以為我們帶來安全感。社交休息還可以強化保持健康的能力，同時預防心臟疾病、中風、癌症的發生，讓你更有機會享受健康而長壽的生活。社交休息也是讓生活充滿樂趣的一大要素。

第21天到第23天：靈性休息

你會在這三天當中學到五項獲得靈性休息的不同技巧，你可以迅速做到或是在空閒時慢慢完成，這些技巧會讓你以不同的方式去看待世界，同時提供你或許不曾想像過的觀點去看待生命。宛如看見一個全新世界般充滿樂趣，是極為難能可貴的一項恩賜。

第24天到第27天：在家休息

休息與休息的機會，會隨著年齡的增長而改變，生活條件也會跟著改變。在這幾天當中，你會學到四項技巧，無論你是在有家人陪伴或是單獨一人的情況下，都可以運用；這些在家休息的技巧結合了身體、社交、以及心理休息的種種好處。就像生活一樣，休息也應該宛如音樂般悅耳而美妙；在家休息可以提供它自己獨特的樂音，有時高亢響亮，有時輕聲呢喃，你要到很久之後才會辨認出它的獨特旋律。清楚看見你已經完成了什麼、取得了什麼樣的成就，只是學習在家休息的諸多樂趣之一。

第28天到第30天：工作休息

大多數人有可能找不到任何⑴時間⑵場地⑶方法，可以讓自己在工作時休息，但你將在此學到的四項不同技巧，即使在你的上司盯著你看時，你也可以照做不誤。工作時的休息至關緊要，不僅可以提供你精神食糧，還可以在無處尋求慰藉時，給予你安慰。

在短短的三十天當中，你將學會三十多種不同的休息技巧，全都是利用你的身心來自我更新與恢復的方法，而且大部分技巧不到一分鐘就能完成，相當簡單易行，隨時隨地都可以運用來達成休息與恢復的目的。有些技巧可以迅速為你帶來力量與支持，我們將這些技巧稱為「強力充電」（Power-Up）；然而，相當的樂趣來自於結合這些技巧，讓它們合而為一——有時是透過你自己的創意而產生。

第二部：合而為一——讓生活充滿美妙樂音

現在，你已經學會了所有積極休息的新技巧，重要的是將它們運用在正確的地方，並且在你日常生活的各方面都能發揮良好作用。藉由適當的休息，你就能讓生活充滿美妙樂音。在第九章的〈安排順序〉（Sequencing）中，你會學到如何利用心流（flow）的概念來處理多重任務以及令人厭煩的事物。

許多人都知道一心多用是個壞主意，但他們太享受這麼做，以至於無法改變。眾多青少年熱愛同時在臉書上發文、打電動、用手機傳訊息給朋友、一邊看電視這種四環馬戲團（four-ring circus）般的運作方式。你會學到，當你無法避免而必須同時一心多用時，該怎麼去做。但儘管學習為多重任務排序很重要，仍然不比了解心流更重要。

從來沒聽過什麼叫心流嗎？你不是唯一一個沒聽說過心流的人。米哈伊・奇克森特米哈伊（Mihaly Csikszentmihalyi）為獲取巔峰經驗的概念已存在數十年之久，而且幾乎每一位正向思考與心理學方面的大師都抄襲過他的概念，雖然往往並未取得他的同意或許可。心流經驗涉及這些不同的要件：

你全神貫注於自己正在做的事。

你的時間感改變了，往往完全未注意到時間的流逝。

你正致力於克服一項挑戰。

你正運用不同的技巧去面對這項挑戰。

你會得到關於你的技巧運作成效是否良好的回饋。

標準、簡單的心流體驗就像打網球一樣，如果你樂在其中、全神貫注，時間就在不知不覺中流逝；你會努力贏得比賽，而且十分清楚你的技巧是否變得更純熟了。隨著你對這些積極休息的技巧愈來愈熟悉，你就可以運用你最喜愛的技巧將某些最平凡不過的活動轉變成心流經驗；只要再稍加練習，其他的技巧也會自行轉變成心流經驗。這意味著，無聊厭倦、無精打采、沮喪失望等令人恐懼的時刻，都能轉變為專注、聚精會神、自我覺察、以及充滿成就感的快樂時光。知道如何好好休息的回報，著實豐厚可觀。

下一章〈「我必須去做」——排除需要，完成必要〉檢視你如何度過你的一天。你做得太多？還是太少？安排生活事務的優先順位並釐清人生的觀點並不容易，卻是必要之務；在這個單元中，你將審視你的工作日與週末，並仔細檢視你做了什麼事以及你真正在乎的是哪些事。你希望的是有效而非能幹，而且你希望有更多時間去做你真正喜歡的事——尤其是休息。讓生活充滿節奏感與美妙樂音，對我們來說極有幫助，因為人體本就是隨著音樂般的節奏在運作。本書的最後一章〈讓你的生活奏出和諧樂音〉將告訴你如何為你的生活創造節奏，這種律動的模式既讓人愉快又極富成效。

大腦與身體是由眾多系統所組成，這些系統如何整合與交流，決定了我們能否享有正常、愉快的生活。不僅是人類，事實上所有生物的運作，皆由能量與信息之間的聯繫來決定。

你身體中的眾多信息，都是透過有節奏的活動在進行交流、溝通傳遞。包括像是DNA結構的共同發現者弗朗西斯・克里克（Francis Crick）在內的多位科學家，咸認為意識是在我們許多不同的大腦系統開始同步發射信息時產生的。思想確實是一種行動，是個別腦細胞同時展開交談的一種行動。我們會如此喜愛節奏與音樂，或許因為我們的大腦就是由律動的節奏所組成。

然而對許多人來說，要讓生活充滿節奏感與美妙樂音並非易事，他們毫無頭緒該怎麼做。我該何時休息？該何時從事活動以創造心流機會與經驗，為我帶來最佳的表現與最大的樂趣？我需要攝取多少食物以及哪些食物？如果休息對於身體與大腦的更新與修復是如此重要，我該如何在休息與我必須賴以維生的活動之間取得平衡？

「遠颺」（Going FAR）是開始讓生活充滿樂音的一個方法，簡單易行、功能強大，也是極具吸引力且令人信服的一種概念。再次重申，FAR這個字代表了食物（food）、活動（activity）、以及休息（rest）：食物提供了基本燃料與維生原料，活動是我們所做的事，休息則是身體被動與主動地自我重建並滋養心智的方式。「遠颺」是開始讓你的生活充滿樂音並安排優先順位的一個方法，具備了先天的優勢，包括符合人體強大的計時機制，並可讓你的常態活動更符合你自己的身體設計。

如果「遠颺」這個方法運用得當，它可以幫助人們感覺精神飽滿、活力充沛、樂趣無窮，並且在精神與心理層面都更加平衡，還有讓人們在控制體重之餘同時保持身體健康的額外好處。將這三個字母組合成一個簡單的序列，效果還挺不錯的。

當然，還有許多其他的方法可以為生活帶來美妙樂音。有些樂音來自你在早晨醒來時，注意到自己擁有許多不同的覺察能力，以及當你運用身體與心理的休息技巧時學會的東西；其他樂音則來自你與他人交談、共同歡笑、一起工作與生活的時光，透過各種社交休息的方式而產生；還有些音樂旋律是來自強大的靈性激盪，在人生中各個不同階段對人們產生影響，意味著這些成效皆可透過靈性休息的簡單技巧加以培養。駕馭並運用這些類型各異的音樂，不但可為你提升樂趣與生產力，更能讓你得窺地球上最長壽族群的秘密。

然而，「遠颺」能為日常生活提供的，只有一種簡單的節奏——雖然很強大；但音樂不只是節奏而已，還有調性、和聲、音高、音色、以及旋律。為了奏出真正的音樂，你必須先知道如何休息。

休息的力量強大無比。有效的休息能讓你保持警醒靈敏、完整健全、富有成效、快樂滿足，從而成功地達成你的目的，也能讓你與你的生活充滿意義、更有樂趣而且多采多姿。透過本書，你得以一窺堂奧、學習基本的休息技巧，隨時隨地、隨心所欲地運用；只要稍加練習，你就能將這些技巧應用於工作、愛情、休閒、以及靈性等各方面。是時候去學習如何休息、建立內在與外在的力量、感受健康與充沛活力、取得生活與意識的更佳控制、擁有更多時間去做你真正想做的事——而且事半功倍。

chapter 2

睡眠讓你煥然一新

——你的一週睡眠大改造

生命有其節奏，我們所做的一切，都在活動與休息中循環不息，而其中睡眠更是關鍵的一環。生命涉及了我們的細胞、組織、信息系統的不斷再生與更新，睡眠即是這種再生的必要部分。我們的日常生活若能隨著身體被設計的法則運行，那麼，我們就能擁有更佳的健康，並且體驗心理層面更有意義也更為平衡的生活。就像我們都需要食物一樣，我們也需要良好的睡眠。

但睡眠能提供的，不只是良好的健康與心理的平衡而已。數千年來，人們一直試圖了解睡眠的目的，以下是最近幾年才出現的若干答案：

1. 控制體重需要睡眠。
2. 記憶與學習需要睡眠。
3. 預防重度臨床憂鬱症需要睡眠。
4. 生長新的腦細胞需要睡眠。

5. 預防感冒、對抗感染需要睡眠。
6. 充足的睡眠可以防止斑塊在動脈中堆積，從而預防心臟病與中風發作。
7. 適當的睡眠可以維持並強化我們體內調節作息的生物時鐘。

對我們大多數人來說，睡眠比任何其他形式的休息更花時間；為了我們的健康與幸福著想，睡眠應該要占我們成人生活的三分之一時間。或許是因為在睡眠時，我們的行動顯然如此被動、我們的意識也關閉了起來，以至於我們無法體會睡眠的莫大好處。但是，倘若你知道怎麼睡才正確，你的學習與記憶能力都會提升，睡眠會成為你控制體重的一大助力，對於預防疾病並阻止糖尿病、心臟病、中風、以及癌症等病痛的摧殘也有極大成效。你的思考會變得更敏銳、更有創意，開始將心流融入生活當中，以你從未想像過的方式在活動與休息之間取得平衡。

你的身體與大腦在睡眠中會自我更新、修復。如果你知道如何、在哪裡、以及何時入睡，那麼睡眠就會變得再簡易不過、令人愉快而且創意十足，或許也是一種最重要的重建與恢復的休息方式。

休息就是一項原始的改造技術，也是你與生俱來的能力；如果你學會正確的睡眠方式，睡眠就不只是一種樂趣而已。透過夢境以及警醒與意識的完整感受，睡眠可以成為一場冒險。

睡眠有何作用？

讓我們看看良好的睡眠可以產生哪些驚人的效果：

1. 控制體重需要睡眠

從二〇〇三年到二〇〇九年，世界各地的多項人口研究顯示，睡眠時間少於七小時的人——尤其是少於六小時者——體重會顯著增加；這自然衍生出後續的若干研究，要求人們睡得久一點。二〇〇八年的一項小型短期研究顯示，每晚多睡三十到六十分鐘就有減重的效果，有些人甚至可以迅速減掉十到十五磅的體重。

一個有趣的問題是，為什麼？大部分的研究都是在剝奪部分睡眠的情況下完成，也就是，研究對象每晚只被允許睡四到六個小時，而非睡足七到八小時或更久時間。由芝加哥大學的伊芙・范・考特（Eve van Cauter）與她在比利時的同僚所進行的研究顯示，這種部分睡眠被剝奪的情況會快速地擾亂葡萄糖的代謝；由於葡萄糖是人體的主要燃料來源，也是除了飢餓以外的情況下，大腦與紅血球的唯一燃料，因此，你不會想去搞砸掌管體內陰陽（yin-yang）運作的瘦素（leptin）。這種體內的陰陽決定了我們飢餓的程度，也會隨著部分睡眠的剝奪產生顯著變化。

大多數對於部分睡眠剝奪的研究，都是在大學生身上進行。這些學生經過幾週的正常睡眠之後，就進入實驗室，然後每晚只能睡四或六個小時。

幾天之後，學生們看起來就像是處於糖尿病前期的狀態，即便在葡萄糖水平升高的情況下，也無法正常地製造胰島素。隨著實驗在不同夜晚繼續進行，這種被稱為「胰島素阻抗」（insulin resistance）的過程很快就變得愈來愈糟。胰島素阻抗會帶來許多讓人不樂見的結果，包括腹部不甚美觀的脂肪堆積；胰島素阻抗也會讓人們日後更有可能罹患糖尿病與心血管疾病。

好消息是，睡眠充足，葡萄糖的代謝就能得到更好的控制，也預防了胰島素阻抗的一個主因——美式生活的禍患之源；同時，你也不會搞砸飢餓素（ghrelin）與瘦素的水平，讓你的身體知道你應該吃多少食物（包括多少糖分）。睡得好，你就不需要那些零食點心，尤其是夜班工作者與睡眠不足的人經常產生的那股對糖分的渴望。

2. 記憶與學習需要睡眠

睡得愈好，學得愈多。在過去的十年當中，睡眠的研究者已經清楚地確認哪些睡眠階段可以改善學習。

正如生命有其節奏，睡眠也是如此。在前半夜，大約每隔九十分鐘，人們就會從淺層睡眠（light sleep）循環到深層睡眠（deep sleep）、再到快速動眼期（rapid-eye-movement, REM）。在傳統的腦電研究中，深層睡眠看起來有點像是昏迷；但在深層睡眠中，大量信息被消化吸收、轉化成可用的形式。類似的大腦運作也發生在睡眠的快速動眼期，這是我們在睡眠時唯一有記憶的時候，主要是因為複雜的夢境會發生在這個階段。如果我們能確實記得自己在不同的睡眠階段做了什麼、想了什麼，我們或許會認為每個階段都是各別不同的意識狀態。

最近的動物研究為睡眠與學習提供了更多線索。在老鼠身上，留下記憶痕跡所必須存在的腦部酵素，甚至要等到動物入睡才會開始運作。

對人類來說，深層睡眠的時間隨著年齡而遞減，在男性身上比女性尤為明顯。隨著我們年歲漸長，快速動眼期也會隨之略微縮短；因此，你的睡眠大改造包括了有助於逆轉老化影響的技巧。

哈佛大學的研究指出，白天小睡一會兒——即便只是打個六分鐘的盹兒——都能改善記憶力。一夜的好眠，對於做出複雜決策特別有幫助；許多人會告訴你，他們往往是在一夜好眠之後，做出人生中最重要的若干決定，像是求職或結婚。包括偉大的科學突破之類的許多深具創意的點子，都是在我們的睡眠中靈光乍現的結果。

德國研究人員進行過一項有趣而奇特的實驗，要求受試者從三種不同的汽車交易中做出選擇；這三種交易都很難加以評估，但如果你能搞清楚所有細節，你就能分辨出其中一種是較好的交易。

他們在白天對受試者進行測試，然後等受試者晚上睡了一覺之後，再測試一次。受試者若是經過一夜好眠，就會想出更好的答案。

睡眠的階段

第一階段：淺層睡眠。雖然第一階段的淺眠也算是睡眠，但是因為太淺了，以至於許多人往往陷入淺眠階段卻認為自己是清醒著，從而導致沒完沒了的夫妻爭吵以及不斷增加的意外事故。淺層睡眠占了正常成人睡眠時間的百分之五到十五。

第二階段：腦電圖（Electroencephalography, EEG）上奇形怪狀的睡眠紡錘波（sleep spindle）即為這個階段的睡眠標記。第二階段的睡眠占了人類睡眠的大部分時間（百分之五十五到六十），大量的再生會在這個階段進行。

第三與第四階段：這兩個階段合稱為深層睡眠，生長激素的產生、大量建立的學習與記憶，都發生在這個階段。青春期時，深層睡眠占了整體睡眠的百分之十五到二十，而進入成年生活之後，這個比例便開始逐日下降。

快速動眼期：睡眠中最「活躍」的階段（它的舊稱）。快速動眼期涉及溫度控制的喪失、高度複雜的夢境、以及大量的複雜學習，往往伴隨著深層的睡眠。這個階段占整體睡眠的百分之二十二至二十四。

如果你必須做一個艱難的決定，那麼先睡一覺，把問題留到第二天去解決。

遺憾的是，美國的青少年鮮少如此。青少年比成年人需要更多的深層睡眠，這或許是他們的大腦發育所必須，他們的神經連結（突觸）可能有三分之一會在十幾歲時汰舊換新。青少年需要九個小時、甚至更長時間的睡眠，才能真正記憶與學習；但如今，許多美國青少年睡不到六個小時。

晚上有太多事要做了——即時通訊、上網、發簡訊、玩遊戲。

孩子們睡眠不足的另一個原因，在於許多學校開始上課的時間很早；如果你的女兒在外頭等她清晨六點四十五分的公車到來之前，要先穿好衣服、化好妝、囫圇吞下早餐，那麼，請別驚訝她會在前幾堂課時打瞌睡。透過我的老師、布朗大學的瑪麗．卡斯卡頓（Mary Carskadon）帶頭發起的計畫，強烈鼓勵學區在符合生物時鐘的合理時間開始上課。研究顯示，略晚到校的學生在學業上的表現較佳，睡得更久意味著表現更好。

正如美國空軍學院（Air Force Academy）二〇〇八年的研究顯示，在大學中也是如此。由於睡眠是控制體重的必要因素，增加睡眠時間應可幫助青少年提升預防肥胖與第二型糖尿病——已是全球主要公共衛生問題——的能力。

3. 預防重度臨床憂鬱症需要睡眠

當人們的睡眠充足時，心情很快就會好轉。在美國，人們睡得愈少，就會變得愈疲憊厭煩、暴躁不安；這是事實，不論睡眠不足是持續數天還是（更糟的）數月或數年。當人們睡得好時，他們會感覺更幸福。睡眠充足也對預防重度臨床憂鬱症大有助益；在過去的三十年，這項病症在美國人中的發病率已然呈兩、三倍的數量成長。

顯示睡眠對情緒有諸多益處的數據，主要是來自對失眠患者的研究。很難在美國對失眠症進行長期的研究，因為美國人常常搬家；在過去，每年都有五分之一的美國人搬家。

但在瑞士並非如此。瑞士人不常搬家，每個當地的超自治市（Amt）或自治市都收集了幾乎每位公民的大量資訊；這讓瑞士科學家能夠進行若干出色的流行病學研究。

朱爾斯・安格斯特（Jules Angst）在還是蘇黎世大學（University of Zurich）的精神病學教授時，密切追蹤了失眠患者多年。他發現，他們罹患失眠的時間愈久，就會愈來愈憂鬱沮喪。安格斯特（他的名字在德語中的意思是「焦慮」）發現，當人們有十年以上的時間都睡得很糟時，其中大約有三分之一的人會演變成嚴重的臨床憂鬱症。

憂鬱症本身就會導致種種睡眠障礙，包括失眠、白天極度嗜睡等。你的一週睡眠大改造將提供你多項工具，確保你的睡眠不僅充足、而且有效。

4. 生長新的腦細胞需要睡眠

動物睡著時，會長出新的腦細胞；更重要的是，許多分裂與生長的新腦細胞存在於海馬體。海馬體是位於大腦深處的一個小部位，對於記憶、學習、以及表達情感至關緊要。正如你可能從自己的生活經驗中得知，最強烈的記憶通常是情感記憶。

人們自二〇〇七年以來一直在研究新腦細胞的成長，這些在老鼠身上進行的研究，已經在好幾所大學中展開，包括約翰・霍普金斯大學（Johns Hopkins）。由於在人類身上進行的大腦切片檢查——即使小規模——會帶來有害影響，所以這些研究都是在動物身上進行；儘管如此，好些研究成果仍然相當驚人。一個多世紀以來，科學家與醫生們接受的教導是，人類與其他構造複雜的動物不會長出新的腦細胞；皮埃爾・保羅・布羅卡（Pierre Paul Broca）大力宣傳這一信念，他是十九世紀最重要的大腦科學家之一，也是最早詳盡繪製人類大腦地圖的人之一。

布羅卡卯足全力尋找新的腦細胞，但每當他仔細檢視時，總是什麼也找不到。所有其他類型的人類細胞似乎都會死亡、再生，只有腦細胞不會；布羅卡於是判定，腦細胞跟其他細胞截然不同，就是這樣了。

想想這一點：你的大腦在你才兩歲時，就已經成長到一個成人大腦的百分之九十大小，這意味著你出生不久之後擁有的腦細胞數量，幾乎就等於你這輩子擁有的全部腦細胞了。（大腦在許多方面都相當奇妙。嬰兒的眼睛跟他們的頭相比顯得非常大，因為我們的眼睛不會隨著年齡增長而變得更大；說到底，視神經也是大腦的一部分。）然而，在老鼠身上所進行的最新研究顯示，老鼠每個晚上都會製造出新的腦細胞，主要是在海馬體中；但若是不讓老鼠睡覺，牠們就無法製造新的細胞。布羅卡錯了，我們的確會製造新的腦細胞，而且是在睡眠中進行的。

5. 預防感冒、對抗感染需要睡眠

大量研究顯示，動物在睡眠正常時，能更有戰鬥力地對抗細菌與病毒；在動物身上可以發現，睡眠不足往往會導致更高的細菌感染致死率。卡內基美隆大學（Carnegie Mellon University）在二〇〇九年公布的研究數據顯示，睡得好還可以打敗我們那高度進化、無所不在的敵人——感冒。

這項研究的成人受試者先填寫兩週的睡眠紀錄，然後自願讓技術員直接將感冒病毒注入他們的鼻孔（人們收取酬勞成為研究對象的原因之一）。研究的基準組是由每晚睡八個小時或更久時間的人組成，而研究發現，每晚睡眠少於七個小時的人，罹患感冒的次數是前者的三倍。

此外，受試者的睡眠效率也大幅影響了他們抵抗感冒的能力。那些自述每晚睡眠效率為百分之九十二或更低的人，罹患感冒的次數幾乎是睡眠效率百分之九十八或更高者的六倍。

何謂睡眠效率（sleep efficiency）？幸好這是一個可以被計算、研究的實數。根據官方的正式定義，睡眠效率是：

睡著的時間

除以

在床上試圖入睡的時間

如果你檢視這些調查，你會發現，美國與歐洲人口中，有相當高比例的人，睡眠效率自述低於百分之九十二；對一個睡眠時間八小時的夜晚來說，百分之九十二的睡眠效率意味著共有三十八分鐘或者更長的時間是清醒的——不算多。因為這是主觀自述的數字，而除了失眠患者外，主觀的睡眠數字往往高於人們在實驗室中被記錄下來的睡眠數字；在實驗室中，腦電圖監視器可以測定你的大腦實際睡著的秒數。

百分之九十二的主觀睡眠效率確實相當不錯，但是你得思考一點：當你試圖在一個漫長的冬日下午努力完成工作，伴隨著咳嗽、抽吸著鼻涕、又痛又累，納悶著你該如何度過這個工作日、並且完成你的孩子與另一半期望你在晚上能為他們做到的一切；休息不僅是修復，更站在預防感染的防禦系統前線，讓免疫系統保持運作。休息可以預防感染，休息得好，就能保持健康。

6. 充足的睡眠可以防止斑塊在動脈中堆積，從而預防心臟病與中風發作

你希望預防斑塊的堆積，不管它是發生在哪裡；牙菌斑只會損害牙齦，但動脈斑塊會要你的命。動脈斑塊是絕大多數心臟病與中風發作的主因，但幸運的是，良好的睡眠可以預防它的形成。

斑塊就是阻塞動脈的黏性物質。當炎性反應的白血球移往動脈壁並用脂肪填充自己，斑塊就開始形成了；很快地，白血球變形為一種叫做泡沫細胞（foam cell）的怪異生物，大量的泡沫細胞又變成大量的斑塊，直到你的動脈變得狹窄，動脈壁之間的管腔不再是圓環

狀，而是變得愈來愈薄而且不對稱。

然而，大多數心臟病的發作，並不是發生在動脈壁布滿斑塊的人身上，而是在動脈管腔略微變窄或幾乎並未變窄的人身上；在標準的心導管檢查中，這些人的狀況看起來都很正常，但憾事就是會發生。堆積在動脈壁的斑塊可能會突然剝落、掉進動脈中，形成血塊並導致動脈痙攣。如果斑塊突然在不該出現的地方冒出來，比方說某些供應心臟節律細胞（pacemaker cell）血液的微細冠狀動脈之中，你可能會猝死——即使你的動脈在心導管檢查中看起來很健康、很正常。遺憾的是，這類的意外經常發生。心臟科醫師可能會為堵塞了百分之七十或以上的動脈裝上支架，但真正會對大眾健康造成危害的，卻是那些堵塞得沒那麼嚴重的動脈。

所以，如果你真的想預防斑塊形成，你會希望自己能睡得好。二〇〇九年，芝加哥大學發表了一項針對一群健康男女的研究，從他們三十多歲到五十歲出頭之間，追蹤了五年的時間。結果令作者略感驚訝的是，如果你睡得較少，你會製造出更大量的斑塊，足以導致冠狀動脈嚴重窄化。每晚平均睡五個小時或更少的人，會出現冠狀動脈顯著變窄的現象；但即便是每晚睡不到七個小時的人，斑塊的形成速度也都明顯變快。美國大部分的職業婦女表示，她們現在每晚的睡眠時間大約是六個半小時。

但這項研究檢視的並不是自述的睡眠時間，而較為接近睡眠實驗室中所記錄的實際睡眠時間。該項研究的參與者會戴上活動紀錄器，一種類似手錶的小玩意兒，可以檢查並記錄你在白天與晚上的活動量；由於人們睡著時的活動量通常比清醒時少得多，活動紀錄器可據此提供相當接近總睡眠時間的近似值。在芝加哥大學的這項研究中，這些從年輕被追蹤到中年的男女，真正的睡眠時間比他們自己以為的要少很多。當然，大多數人無論跟孩子有什麼麻煩、或是在各式各樣的工作上遭遇什麼問題，都不會自願每晚只睡五個小時。

想要有毫無斑塊的乾淨動脈嗎？你得睡得更好才行。

7. 適當的睡眠可以維持並強化我們體內調節作息的生物時鐘

你可以在晚上——以及白天——的不同時段獲得健康的睡眠，你只需要知道該在什麼時候睡。包括許多睡眠醫生在內，有非常多人都認為你必須在晚上不間斷地睡上一大覺，才能獲取你所需要的所有睡眠；對於自己是否可獲取一站式睡眠（all-in-one sleep）的這種擔憂本身，已經成為失眠的一項主因——尤其當人們不斷削減他們的睡眠與休息時間時。

對於能否獲得完美睡眠的擔憂，導致了臨床醫師稱之為「精神生理性失眠」（psychophysiologic insomnia）的常見問題，由於擔心睡眠不足而無法入睡。精神生理性失眠經常發生在職業婦女與專業人士身上。

事實是，你可以在白天與夜晚的幾個自然階段獲取睡眠。沒錯，睡眠效率——在你想睡的時段獲得充足睡眠——當然很重要，但自然睡眠（natural sleep）可以在晚上的一個階段或甚至是夜間的兩個階段完成；在一天的二十四小時當中，你可以自然而然地睡兩、三次。正常的人類睡眠，可能是以三階段的方式來進行。

自然睡眠的資料可以回溯至工業化之前的時代。在那些日子，蠟燭還是夜間照明的主要方式，許多人每晚可以睡上九個半小時、甚至更長時間。對歷史日誌的研究顯示，很多人也經常在半夜醒來，然後跟房間裡或是床鋪上的其他人聊天（當時的床很昂貴，家人通常會睡在一起）、起床做家務、或者只是在重新入睡前思索他們的生活。

甚至在蠟燭出現之前的生活，在其他幾個方面也截然不同。美國國家心理健康研究院（National Institutes of Mental Health）最近試圖建立起一個實驗室版本，以研究我們的穴居老祖宗如何睡覺；研究的參與者進入一個特別設計出來的環境當中，看不到任何陽光，但他們被要求從人工日落到人工日出的每個「晚上」，都要上床睡覺。

湯瑪斯・威爾（Thomas Wehr）在美國聯合專業睡眠學會的年會中，報告了這項研究的若干結果；這場年會，每年春天都會讓美國的一座城市籠罩朦朧睡意。他表示，許多研究的參與者會在午夜醒來，沉思他們的夢境；還有不少人描述了他們在夜間所經歷的神秘體驗。

當研究結束時，有些參與者希望能繼續進行下去，他們從未感到如此警覺、靈敏而清醒；還有些參與者描述了一種個人的完整感與充實感，這與採獵部落成員對於他們個人與自然界的關係之描述，有著極不尋常的相似性。

許多人會在午夜時醒來，回想他們的夢境，重新繼續他們的正常睡眠；還有更多、非常多的人，會固定在白天睡覺。小睡或午睡，是全世界十億多人經常在做的一件事。在過去工業化之前的日子，午睡幾乎是每個人的例行公事；為什麼？我們就是被設計成這樣。

我們內在的生物時鐘，是控制我們何時睡覺的主要因素；羅馬人說「時間主宰生命」，的確如此，內在的生物時間就是生命的防禦盔甲。

一到下午，我們大部分人都會昏昏欲睡，這很正常，因為我們會跟隨內在的核心體溫運作。當你的核心體溫上升時，你會保持警醒；而當核心體溫下降時，你就會感到睏倦了。

在下午時分，體溫會保持平穩，無甚起伏變化，使得我們——至少是我們之中的許多人——昏昏欲睡。

午睡有許多用處。午睡不但能在你設法克服正常的睡眠剝奪時，幫助你度過漫長的工作日，還可以讓你在週末的精神為之一振；又或者，只是讓你對一個要求極度精確的問題產生截然不同的看法。即使只是短暫的午睡，都能改善記憶力。（在第四章〈心理休息〉的章節中，會談到更多關於午睡與類似午睡的內容。）

如果你想在晚上一覺睡好睡滿，當然沒有問題，但這並非必須、也肯定不是必要之舉。你在晚上起床、去趟洗手間，回來在重新入睡前閱讀幾分鐘（不去看時鐘）、或是在下午小睡一會兒，這是完全沒有問題的，一切完全取決於你自己的生物時鐘；重要的是，你的模式有其規律性，決定你何時醒來、何時入睡。

你的生物時鐘對時間的規律安排是有原因的，因為生命有其節奏，睡眠也是如此。去認識、了解你自己內在的音樂，就會讓你知道何時該睡了。

節奏、睡眠、以及音樂——你的生物時鐘

你是否曾經想過，為什麼幾乎所有人類社會的族群都喜愛音樂？從生物生存的觀點來看，音樂看起來確實無甚必要。儘管湯姆・瓊斯（Tom Jones）、巴瑞・曼尼洛（Barry Manilow）、槍與玫瑰（Guns N' Roses）擁有眾多顯而易見的天賦，但他們真的促進了人類的進化嗎？

進化生物學家可能會說，嗯，沒錯。看看鳥兒，鳥兒在鳴唱時，往往有其深遠、浪漫的目的。具備音樂天賦的公鳥，向母鳥展現的不僅是原創性與認知能力，更確鑿地證明了牠們擁有健康的體格；牠們也透過強烈個性化的歌曲，周知眾鳥牠們會是好伴侶。歌聲愈美妙悅耳的小伙子，就愈有機會求得最有魅力的姑娘當配偶。

對鳥兒來說，牠們確實是如此運作。人類證據，譬如搖滾樂手、流行歌手、以及爵士明星的回憶錄，或許也顯示出這種進化理論亦可描述人類行為；流行歌手身邊的確不乏眾多追星的女孩——或男孩。然而，還有一個更簡單的解釋。

生命會計算時間。你的生命有其節奏。

以人類的生命來說，幾乎所有的生物過程都是周而復始地循環運作。其中有些循環很快，像是神經細胞之間的神經遞質（neurotransmitter）以毫秒的速度進行傳導；其他的循環可能要花上多年時間，人類的成熟就是一例，從出生到青春期、再到中年之後。好些循環發生在一個月左右，譬如月經的月週期（lunar cycle）。

音樂對我們來說如此自然的一個原因，或許是因為我們的細胞與器官的交流是有節奏的；我們說話也有節奏，每一種語言與說話者都有明顯不同的上升與下降音節。我們的生活也隨著行動的節奏流暢運行，從我們醒來到我們吃飯、工作、活動、睡覺時。

就像生命有其節奏，休息也是如此。休息得當，利用睡眠以及各種積極休息的方法作為日常生活中調節轉換、充滿節奏的一部分，那麼你自己的生活也可以開始充滿美妙樂音。

在許多人類的生物節律當中，最常被研究的就是日夜的節律；翱翔天際的猛禽以及生活在太平洋海溝（Pacific Trench）五千公尺（三英里）深處的生物，全都根據二十四小時的節律——又稱為晝夜節律（circadian rhythms），拉丁文的意思是「約當一天」（about a day）——來運行。

晝夜節律是地球生命的一項基本設計要素，這個星球上的所有生物，都有多種內在的方式來適應日夜節律以及這些變化所產生的不同環境。人類已將這些時間內化至我們的基本組成之中了。

科羅拉多州立大學（Colorado State University）研究人類基因的科學家在二〇〇八年報告，我們有大約百分之九十八或更多的基因是根據二十四小時的模式運作。

生命會計算時間，而睡眠就像其他形式的休息，也遵循著晝夜節律而運作。晝夜節律對我們的行為與表現影響深遠，想在一場體育賽事中創造個人紀錄嗎？試著在黃昏或傍晚時分進行這項運動；想減重嗎？考慮吃一頓豐盛的早餐；想在臨時抱佛腳後，利用短期記憶獲得亮眼的考試成績嗎？最好在早上考試。生物時鐘往往會影響我們做某些事的最佳時機，無論是思考、進食、減重、睡覺、或是——為了保留最大量的記憶——閱讀本書（試試在傍晚做這件事，那時長期記憶的效果最好）。

只不過，人類的夜晚並非生而平等。我們或許都活在二十四小時的時制下，但我們每個人都有自己個人的版本，有著不同的開始與結束時間。

百靈鳥與貓頭鷹

我是個習慣早起的人，我的身體通常會在我的收音機時鐘響起時或者響起之前醒來，那是大約三分之一的美國人每天都能達成的一項成就。事實上，我的起床時間（清晨六點鐘）被我的許多朋友視為是半夜。

那些朋友有時會告訴我，他們若是能讓我熬過晚上十一點鐘或者午夜不睡覺，就是一大勝利了；隨著時間愈來愈接近晚上十點，也就是我習慣上床睡覺的時間，我的眼神也逐漸變得呆滯無神。我可以喝茶或者吃一堆巧克力，輕輕鬆鬆地熬夜，但我的身體還是想在早上六點起床。如果我太晚睡，第二天就會不怎麼愉快，伴隨著萎靡不安的胡思亂想以及遲鈍緩慢的大腦——那是我許多病人在我治療他們之前，經常抱怨的症狀。

貓頭鷹與百靈鳥，夜貓子跟習慣早起的人，天生就有自己的節奏方式；無數的基因決定了你會落在二十四小時分水嶺的哪個部分。

由於我們工作世界的時間設計主要是迎合百靈鳥的節奏，因此，作為貓頭鷹的確會增添許多複雜的障礙。我有很多貓頭鷹類型的同事告訴我，他們傾向於跟其他貓頭鷹類型的人交朋友，尤其是在他們十幾、二十歲的階段（別忘了，青少年都有死黨一起晚睡又睡到日上三竿——至少多睡是他們應該做的事）；而且在其他人正在回家的路上或甚至已經到家時，貓頭鷹還跟他們在深夜聚會中遇到的其他貓頭鷹繼續交流，這種情況也並不罕見。

於是，友誼、愛情、工作，全都可能變得以貓頭鷹的節律為中心來進行。多年來，我一直在尋找一隻爵士音樂家的百靈鳥，而我終於找到了一個喜歡在早上七點起床的傢伙。他熱愛爵士樂、創作音樂，也喜愛他的音樂家朋友們。但是兩年之後，他放棄了爵士樂這項職業。

大部分人既不是百靈鳥、也不是貓頭鷹，而是介於中間；有些人稱之為麻雀，有些人稱之為蜂鳥。他們是電視新聞、戲劇電影、國家美式足球聯盟（NFL）足球賽所迎合的群眾，習慣在晚上十點半到十一點半之間入睡、早上八點以前醒來。

想知道你到底是百靈鳥、貓頭鷹、或是麻雀，請參閱第七章中的完整測試——生物時間檢測（Biological Time Test）。同時，也讓你的女朋友或男朋友一起測試；貓頭鷹與百靈鳥的婚姻，離婚率確實會略高一些。

但如果你想知道何時該上床睡覺、何時該起床，不妨試試下列這份簡易版的生物時間檢測。

你正在度假，這是你一生中難能可貴的一趟假期，你想度幾天假就度幾天，沒有後顧

之憂、也毋須承擔任何責任。你得到的錢比你需要的更多，一天中的任何時候，你都可以隨心所欲地做你喜歡的事。

你想在幾點上床睡覺？

晚上八點到九點之間？

晚上九點到十點之間？

晚上十點到十一點之間？

晚上十一點到午夜之間？

午夜到凌晨一點之間？

凌晨一點到兩點之間？

凌晨兩點到三點之間？

在這裡寫下你偏好的上床睡覺時間：＿＿＿＿＿＿

你正在享受你一生中最棒的假期，正在做你想做的每一件事，隨時想怎麼做就怎麼做。起床時感覺完全警醒靈敏、充滿活力，對你來說很重要，所以你會盡可能地讓自己得到需要的充足休息。

你想在幾點起床？

上午五點到六點之間？

上午六點到七點之間？

上午七點到八點之間？
上午八點到九點之間？
上午九點到十點之間？
上午十點到十一點之間？
上午十一點到中午之間？
中午到下午一點之間？
下午一點到兩點之間？

在這裡寫下你偏好的起床時間：______

好的，現在你很清楚從生理上來說，你什麼時候該睡覺。但在我們開始我們的一週睡眠大改造之前，你得再問自己一個問題：

我需要多少睡眠？

你需要多少睡眠，足以讓你感覺精力充沛、警醒靈敏、充滿活力？然而讓人震驚的是，人們如何將睡眠與休息視為一種無用的浪費。許多執行長、醫生、或是會計師都將他們的缺乏睡眠視為一種標記，象徵努力工作、認真盡責、優越的心理訓練、或是男子氣概的優勢。多年前，我聽到一位心臟科醫師得意洋洋地對另一個人吹噓，有關他接管了另一所大學心臟病學系之後所做的改變：「我過去每晚睡三個小時，現在我睡零個小時！」

電燈、電話、網際網路，在發明的當時都被證明是深具變革性的科技。沒錯，休息也是一種變革性的科技，而且極端強大。更重要的是，你可以隨心所欲地休息。當你休息時，你重建了你的蛋白質、更新你的細胞，並且創造新的大腦部位、重新布線、重新配置、自我更新——如果你做得對。

事實證明，讓人們感覺獲得充足休息所需要的睡眠量，不但因人而異，而且差異頗大；沒有一個數字適合所有人。一般四十二歲的女性並不需要八點二個小時或七點三個小時的睡眠，你的睡眠需求是你的身體所需要的睡眠時間。

一項二〇〇八年的研究指出，存活率與睡眠時間密切相關。睡眠超過八小時的人，尤其每晚睡九個小時或更長時間的人，死亡的速度比每晚睡七到八小時的人更快。

一位女士在讀了這篇文章之後打電話給我。她並不知道這群睡眠時間很長的人還包括了許多已經罹患慢性疾病的人，這是他們死亡率上升的一個主因。因此，她告訴她七十多歲的丈夫說他睡得太多了，更仔細監督他，只准他睡「最大存活率」的八個小時。沒多久，她的丈夫就變得沮喪、疲倦、暴躁，而且非常、非常睏倦；其實，他只是需要他正常的睡眠量。有些人的修復時間比其他人來得長。

你的個人睡眠需求就像你的髮色，基因是其中一大構成要素。二〇〇九年，針對一對帶有DEC2基因罕見版本的母女進行了一項研究；DEC2基因對晝夜節律確實的作用尚屬未知，但研究顯示，這兩人每晚的正常睡眠只需要六個小時——從晚上十點睡到隔天凌晨四點，就能獲得充分休息。

在我上大學的那些年，一個學長的睡眠時間讓我大吃一驚；他每晚至少要耗費十個小時的時間在床上睡覺。

「你不覺得你睡太多了嗎？」我問他。

「不會，我很愛睡覺，這很棒啊，我起床時感覺好極了。」

他是個風趣又機智的傢伙，但我們擔心他努力的程度與能力是否足夠，因為阿默斯特學院（Amherst College）可不是每晚浪費十小時睡覺的人可以待得下去的地方。

這位學長一開始從事的工作——幫教授改學生考卷，而不是像我們其他人一樣進入專業領域工作或進入研究所進修——似乎預示了一個稍縱即逝、不甚樂觀的職業生涯。然而到頭來，他成了一所知名商學院的教授，然後成為企業家，最後成為金融專家與慈善家。睡眠時間很長這件事，並未妨礙他的發展。

我的一位同事，才華橫溢的李（化名），則是落在睡眠需求頻譜完全相反的另一端。他每晚只需要睡兩到三小時就覺得精力充沛，年紀大了之後，他有時會睡到四個小時。

當他跟一位同事合作寫一本書時，他們很努力想趕在一個有點緊迫的期限內寫完。有一次，他們在凌晨一點之後才告一段落，於是他們就睡在李的公寓；沒想到，李在凌晨四點又把他的朋友叫起來工作。

「你這個瘋子！」他的朋友大叫，然後拉上被子繼續回去睡覺。

於是，李繼續工作。他年輕時在醫院當實習醫生，可以輪三十六個小時的班也不覺得異常疲憊。大部分晚上，他只能睡差不多一個小時，但他發現睡一個小時就可以讓他感覺神清氣爽。每天早晨，他醒來開始巡視病房時總是雙眼明亮、充滿熱誠，而其他的實習醫生則是連眼睛都睜不開。他告訴我，其他的實習醫生都討厭他。

你個人需要多少睡眠，才能在醒來時以幸福的眼光看待這世界，對自己還活著感到興奮而激動，並準備好深入了解休息這個主題？

要回答這個問題，先思考一下週末。

多少睡眠才夠：週末的奇蹟

人類並未隨著週末而進化，但許多美國人倒是十分樂見週末的來臨；四處奔波、氣喘吁吁地設法完成每一件事，在經歷漫長的一週工作日之後，我們著實期待週末的來臨。

週末如此受歡迎的理由之一，就是因為我們許多人都認為，我們可以在週末做更多我們想做的事。遺憾的是，並非總是如此。我們如此珍視週末的一大主因，是因為週末正是我們能真正得到休息的時候：可以跟朋友共進時間充裕的午餐，可以在床上閱讀，可以在週日吃頓早午餐，可以跟母親或孩子們講很久的電話；同時對我們許多人來說，最棒的是可以補眠。

在美國，普通的職業婦女每晚大約只有六個半小時的睡眠時間（而且還想再多睡一會兒），因此她們主要的補眠時段就在週末。儘管小睡可以補充若干額外的睡眠，但晚起床補足了絕大部分的睡眠時間。

很少有人知道，睡懶覺、晚起床也有其危險性。許多人在週六及週日上午都會晚起，然後在週日晚間突然意識到——偶爾感到擔憂或懼怕——他們第二天早上得早起去上班；於是他們設法在與工作日相同的時間上床睡覺。遺憾的是，許多人都無法成功入睡。

結果就是，週一早晨果真成了美國的致命時刻；在美國幾個地區的人口當中，死於心臟病的人數增加了五倍之多。加上週末活動導致的生物時鐘錯亂，週一早晨遂成了全國性的死亡尖峰時間。

好在這種過高的死亡率很容易避免。休息不但會讓你感覺更好，也會讓你活得更久。

週末的睡眠

對你來說，週末可能只是另一個得輪班工作或是旋風般快速掃過一輪活動——送孩子去練習足球、樂隊、音樂，加上你自己還得在購買日用品的空檔去趟理髮店——的日子。現在，我要你想想那些週末，當時你確實有足夠時間以你想要的方式休息。

設法回想起那些難得能放鬆的週末。如果可以，回想你在那些令人愉快、平靜的週五與週六夜晚上床睡覺的時光。接著，試著想想第二天你真正的起床時間：不只是迷迷糊糊地起來開門讓狗出去，而是當你真正起來、準備好展開新的一天。

在那些週五與週六晚上，你睡了幾個小時？

在這裡寫下時數：＿＿＿＿＿＿

接著，加上那些平靜、放鬆的週末（包括週六與週日）你花在小睡上的時間。

在這裡寫下時數：＿＿＿＿＿＿

現在，把所有的這些時數加總起來，包括你晚上的睡眠時間以及花在小睡上的時間。在這裡寫下總時數：＿＿＿

接下來，將總時數除以二，並寫下結果：＿＿＿＿＿＿

睡眠需求——週末睡眠方式（The Weekend Sleep Method）

關於你所需的睡眠時數，這是由週末睡眠法所得出的一個公平估算。這個數字看起來很多嗎？要了解，這個數字可能包括了好些為了療癒、修復的睡眠時間，以及你的身體為了要獲得足夠休息時間以自我重建所做的嘗試。儘管如此，這個時數可能比你通常在工作日晚上的睡眠時數，更接近你真正的睡眠需求。

如果這個睡眠需求時數看起來還是太高，回想某一次，或許是很久以前，當你真正享受一趟假期的時候；我說的並不是那種行色匆匆的假期，從一輛旅遊巴士的窗口周遊十三個歐洲國家，或是趕在平安夜去拜訪親友、再趕在十二月三十一日前回來計算你的稅金，或是拜訪猶他州的每一座國家公園讓孩子們開心。試著去回想一趟真正的假期，一趟你真正獲得充分休息的假期，而且在假期結束時，感覺神清氣爽、煥然一新、完全放鬆。

現在，想想那一趟假期的最後幾天，當時你確實感覺精力充沛並且有充足的時間睡覺；那幾天，包括晚上的睡眠與白天的小睡，你睡了多久？

在這裡寫下總時數：＿＿＿＿＿＿

睡眠需求——假期方式（Vacation Method）

當你用週末與假期兩種方式來估算時，你的睡眠需求時數是否相似？若是不相似，也別苦惱；許多人度假時的睡眠比他們在「輕鬆」的週末要來得多，但也有一些人完全相反。

如果兩種時數不同，不妨這麼做：把從週末方式得來的時數，加上假期方式得來的時數；有了總數之後，將它除以二。

在這裡寫下總時數：＿＿＿＿＿＿＿＿

睡眠需求——平均估算（Averaged Estimate）

這是另一個近似值，亦即你的身體告訴你，你所需要的睡眠時間。

這個時數還是太高嗎？或許高得離譜？你不可能有那麼多的睡眠時間，同時還得履行你絕對無可避免的職責嗎？倘若如此，你或許想現在就先看一下第十章〈「我必須去做」——排除需要，完成必要〉。如果家庭需求與經濟生計仍需要你睡得比你所估算出來的睡眠需求更少，那麼就將你的睡眠需求減少半個小時。

你現在已經有了一個清楚的概念，知道你的身體需要多少睡眠時間。對大多數人來說，上床時間大概是介於七個半小時到九個半小時之間，而確實的睡眠時間大約是上述時間的百分之八十五到九十四之間。（別擔心，提升睡眠效率的方法也包括在這項睡眠大改造的計畫之中。）

現在，你知道了你的身體偏好什麼時間爬上你的床鋪或睡墊、什麼時間開始睡覺。這些時間是否與你實際上床睡覺與起床的時間一致呢？

不一致嗎？是時候把這些時間調整成一致了。現在正是你的大好機會，可以補足你所需要的睡眠時間。

如果你真的每天都讓自己擁有足夠的睡眠時間，想想可能會發生什麼改變：你會有更好的學習成果，更容易減重，記憶力得到改善，還有助於預防感染、心臟病以及中風的發作，心情也會顯著變好。只要略加練習，你可能就會開始有很棒的感覺。

想想睡眠可以為你帶來多少好處。休息幫助我們修復與重建，而其中許多的修復與重建都發生在我們睡著的時候。

好的，你差不多已準備好展開你的睡眠大改造了，但我們還需要先考慮到一種特別的情況，也就是青少年。

青春期的特例

大部分人都不會根據他們的睡眠需求所要求，分配那麼多的時間在床上睡覺，但青春期則是種截然不同的經驗。我們人類的部分設計是，當我們還是青少年時，我們睡得晚、起得晚，而且需要睡得更久。

如果你想知道這許多反常現象的可能原因，不妨從大腦發育的角度去思考。歐文・費恩伯格（Irwin Feinberg）的研究顯示，青春期時，人類大腦大約有百分之三十到四十的突觸連接——神經細胞之間的實際聯繫——會失效，然後再重建起來；當你進入青春期時，你很快就會形成一個隨時都在改變、而且相當混亂的大腦。有些人得花上好幾年的時間才能重組他們的大腦；大腦後來重建的許多連結，根本都是全新的。

與成人大腦的大部分變化不同的是，你真的可以看到這些發生在青少年大腦之中的改變。青少年有截然不同的行為方式，他們的身體彷彿被充了氣般，變得愈來愈長、愈來愈大，這樣的過程得花上好幾年的時間。額葉是大腦涉及計畫與判斷的關鍵部位，而青少年的額葉要到二十歲出頭才會發育成熟。因此，青少年會發生較多的交通事故、涉入欺負捉弄新生之類的古怪校園儀式、欣然並自願地參與危險的軍事行動，這都有生物學上的合理解釋。

儘管年少輕狂的冒險與有問題的判斷其來有自，但最終的結果往往比預期的情況更糟，原因在於，青少年很少會給自己足夠的休息時間。即使他們平均需要九個半小時的睡眠，才能在學術評量測驗（SAT）中取得尚可的成績，許多青少年還是寧可只花六個小時或更少時間睡覺；晚上的時間，他們更喜歡一邊看電視、打電動、聽串流音樂、即時通訊，一邊大啖垃圾食物與含咖啡因的汽水；他們非常喜歡這整套的綜合娛樂，而非任何類似家庭作業（雖然無聊，但是可以在即時通訊之間做一做）或睡覺（真的很無聊）的例行公事。因此在高中與大學期間，他們之中許多人的上午課程都是在昏昏欲睡中度過，也就不足為奇了；同時，美國高中生在學習與思考評量上的國際排名低落，也毫不讓人感到驚訝。

就連成人也不喜歡花太多時間睡覺。當你可以看深夜電視、週一晚上的足球賽、減重的電視廣告、以及很棒的一九五〇年代電視重播時，為什麼你會想去睡覺？

但你現在知道為什麼你必須睡覺，也知道了你偏好的上床與起床時間，以及你真正需要幾個小時的睡眠。

所以，是時候了。現在，你可以展開你為期一週的睡眠大改造，七天即可讓你體驗另一種截然不同的休息。

睡眠大改造第1天：在你偏好的時間醒來

起床著實不易，所以最好是在你的身體真的想醒來時再起床。

何時醒來

在你偏好的時間醒來，如前所述。

如何醒來

購買某種鬧鐘。這個鬧鐘應該要十分可靠而且易於操作，收音機鬧鐘通常都很有效，讓你在你喜愛傾聽的樂音中醒來，不論是艾瑞莎・富蘭克林（Aretha Franklin）、英國廣播公司電台（BBC）、全國公共廣播電台（National Public Radio）、加拿大廣播公司電台（CBC）、或是晨間禱告。音樂是喚醒你的一種美好方式，因為它可以為你的早晨奠定一種活潑而自然的節奏與調性。

其他非常有效的鬧鐘還包括了你的丈夫、妻子、或是伴侶，前提是這個人準時又可信賴，而且一定會以舒適、溫柔、親切的方式叫醒你；有著響亮、悅耳鈴聲的鬧鐘，也是一個選項。但如果你是那種根本叫不醒的人，那麼在緊要時刻，可以用上會嗡嗡鳴叫與震動式的鬧鐘。

不那麼合適的鬧鐘

效率沒那麼好、但往往鍥而不捨的鬧鐘，包括了貓狗。雖然所有動物都遵循著牠們的晝夜節律，但貓狗的二十四小時節律與我們人類的截然不同；貓狗比我們更喜歡睡覺，而且睡得更多，通常一天會睡上十到十二個小時、甚至更久。而且，牠們更偏好在白天睡覺。

貓咪似乎又特別會從俯衝轟炸你的頭、在你的胸膛上彈跳等舉動中獲得極大樂趣，又或者只是喵喵叫，直到你給予牠們足夠的關注為止。牠們偏好的起床時間雖然差異頗大，但往往落在半夜時分；有些貓咪會根據只有牠們自己知道的習慣與規則，不定時地在清晨三點、四點、或是七點叫醒你。

那些想根據牠們自己的習慣來叫醒你的貓咪，應被阻止進入你睡覺的地方。狗兒也可能在白天或夜晚的任何時候叫醒人們，但牠們喚醒你的理由往往涉及緊急的如廁需求，狀況類似有著攝護腺肥大的男性。好在狗兒比貓咪更容易訓練，特殊設計的門可以讓狗兒（以及其他寵物）通往解放大小便需求的所在；這只是實體設計或行為指導之一，可以用來確保你的狗兒會讓你擁有充足的睡眠。

孩子也可以扮演不那麼合適的鬧鐘。這種情況在孩子們四、五歲時很常見，因為他們正在經歷晚間睡眠的「怪物」階段。這些怪物噩夢會反覆、頻繁地出現，而且真的很可怕。

儘管有時你必須讓自己完全清醒，走到衣櫥旁以證明怪物真的不見了，但隨著時間過去，孩子們應該會逐漸可以自己睡覺而不去吵醒其他人。由於孩子們需要的睡眠遠多於成年人，所以這個問題大部分時候是可以解決的。

在哪裡入睡與醒來

睡覺的地方最好能舒適、涼爽、黑暗，在你自己覺得舒服、周遭較無噪音的榻榻米或床墊上。雖然噪音是二十一世紀的一大特色，但噪音會把人吵醒。高溫，即使只是華氏七十五度（攝氏二十四度）以上的溫度，也會讓人們醒來；華氏六十到六十八度的涼爽溫度，有助於許多人睡得更好。而光線尤其會喚醒人們。

我們對陽光很敏感，因為陽光對健康有許多影響，大多是正面的。然而，半夜不該照射到光線，因為褪黑激素（黑暗荷爾蒙）會在暴露於夜間光源幾秒到幾分鐘之後就停止分泌。為了保持睡眠的連續性，你會希望這些褪黑激素整晚都能強有力並且大量地分泌。

如果你偏好的睡眠場地沒有遮光的窗簾，或者有太多光線會從你的窗戶流洩入室內，一個簡單的解決方法就是使用夜間遮罩（有時稱為眼罩），一種用鬆緊帶固定於頭部的眼睛遮蓋物。由於人類對光線非常敏感，夜間遮罩對長途飛行與小睡很有用；即使閉上眼睛，你還是可以看到三分之一的照度單位（light unit），或稱勒克斯（lux）。傳統低亮度的夜燈會產生五十到一百的勒克斯，而晴空萬里時的太陽，可以散發出五萬或甚至十萬的勒克斯。

附帶一提，晚上睡覺時，把你所有的時鐘都藏起來。查看時鐘等待入睡——而且往往在同樣的時間——著實是人們讓自己整夜清醒的好方法。

陪伴你入睡與醒來的人

這裡可視個人的偏好而定。在西方國家，父母通常不會跟已經三、四歲大的孩子同寢；但在亞洲，孩子們可能到青春期之前都還跟父母睡在同一張床上。

在整個人類歷史上，人們一起睡覺是很常見的情況，因為床是很昂貴的家具，空間也很珍貴。然而最近的科學研究顯示，人們單獨睡覺時，通常睡得較好——或至少展現出較高的睡眠效率。

許多配偶無法單獨成眠，他們會深深想念自己的伴侶，想念可以溫暖地撫摸、擁抱、爭論的另一半。然而，務實的英國人經常為已婚伴侶提供分開獨立的床鋪。

醒來之後該做什麼

拉開窗簾讓陽光照進來。即使天空烏雲密布，日照量仍然驚人。陽光會重設我們的生物時鐘，曙光更是特別強大的生物時間贈予者；黎明時分的曙光，比後來幾小時的陽光對我們的影響更大。舉例來說，晨光遠比暮光更能改善心情。晨光可用於預防並治療季節性憂鬱症，在冬天，即便是輕微的憂鬱症狀也會使北半球四分之一到一半的人口受到影響，尤其是位於美國北部地區的人們。

早晨的陽光還可以藉由重新設定你內在的時鐘，幫助你保持全身性的同步運作。當你有時差時，你的不同器官是以它們各自的生物時鐘在運作；晨光可以重新設定你的整個系統，讓你的所有器官恢復同步，並讓你處於良好節律的狀態，可以在這一天剩下的時間中去做你想做的事。

一旦你拉開了窗簾，就迅速開始活動。伸展，做做瑜伽或皮拉提斯，在屋內四處走動；如果可以的話，與家中的成員交談、寒暄問候，因為所有的這些活動都有助於你重新設定你的內在時鐘。如果時間與環境許可，不妨起身至室外走動，曬曬健康的晨光——可能也會改善你的腰圍與體重（請參閱下列的早晨暖腦計畫）；或者如果你喜歡的話，也可以在室內健身房騎腳踏車或做運動。

你想迅速展開活動是因為，大腦在剛醒來時真的都是冷的，比這一天後來的其餘時間要冷上好幾度，而運動——定義為任何使用隨意肌的活動——可增加流往大腦的血液，步行與有氧運動可讓你發熱，促進全身血液循環。為了你自己、你的孩子、以及家庭和平著想，你會想要快速喚醒你的大腦。

如果你生理上偏好醒來的時間不切實際，該怎麼做

睡眠大改造是重新打造你的睡眠，從而改善你的學習能力、警醒靈敏度、體重控制、以及心情的一個方法。雖然睡眠大改造有這麼多好處，許多人還是可以找到無數的理由拒絕它，連試都不去試。

其中有些理由是無可爭辯的。如果你的身體偏好醒來的時間是早晨七點半，但你的工作開始於六點半，而你若是上班遲到，就會失去你的工作、你的健康保險、你的房子，或許還有你的另一半；那麼，在七點半醒來就成了一個不可能的選項。

同理，孩子們也往往必須起床趕著上學，而根據我們的生物時鐘，學校開始上課的時間委實早得離譜；有些女孩為了準備上妝和衣著，還得比男生更早起床。對工作與孩子的考量，往往優先於我們試圖在合乎生理需求時間——你的身體為了表現良好而想要並需要

醒來的時間——醒來所做的最大努力。

你該怎麼做？你只能妥協。如果你的工作開始於六點半，那麼你得更早起床；早晨的身體活動加上晨光，會使你更容易去適應不自然的早起時間。好在晨光的威力強大，搭配上早晨的運動即可用來重設你的生物清醒時間，讓你得以提早醒來。去問問貓頭鷹就知道。這就是許多貓頭鷹如何在百靈鳥的工作世界中生存下來的原因。

儘管如此，別妥協太多。睡眠大改造讓你有機會體驗截然不同的生活，你欠你自己一個至少去嘗試新事物的機會；然後，你就會發現這樣的改變是否讓你感覺更敏銳、更清醒、更快樂、更健康。

一旦你起床了，就保持清醒，別再睡著。把你自然醒來的時間當成你每天醒來的時間，並且堅持下去，不論寒暑、春秋、週末還是週間皆如此。如果你在週末需要額外的睡眠，嘗試用午睡來彌補。

要讓你的生活有節奏，就要找到節奏。讓你跟你的生活去適應身體與生俱來的節奏，為你帶來休息、放鬆、專注、以及思考的新方式。隨著時間過去，你也會逐漸找到新的能量來源。

這要花多久時間呢？你不妨完成這項三十天的計畫之後再觀察看看。有時得花上好一陣子，因為我們許多人的身體已經有好長一段時間都不同步了。

切記，我們的身體與生活都有著自然的節奏，只要順水推舟、稍加運用，它們的流動就會充滿悅耳的樂音。在你偏好的生物時間醒來，是讓這些節奏為你發揮作用的最有效方法之一，讓你能夠從事並且完成自己真正想做的事。當你處於同步的狀態，你會更快速而有效地完成更多工作，而且需要的時間往往更少；在一整天當中，你也會覺得你的覺察更為敏銳、警醒而機敏。

睡眠大改造第2天：堅持在你偏好的時間醒來

重複第一天做的事。

在相同時間醒來，根據你的需求調整鬧鐘與睡眠環境。

找到對的鬧鐘來喚醒你極為重要。如果你用的是收音機時鐘，不妨試試用不同的廣播電台，在你剛養成習慣的起床時間叫醒自己；你也可以試著用你的手機鈴聲當作鬧鐘，每三天更換一次鈴聲，直到你找到自己真正喜愛的鈴聲為止。

如果你住在北方地區，必須在太陽喚醒地球之前就醒來，不妨考慮利用曙光模擬器（dawn simulator）或日光照箱（light box）。曙光模擬器是特別設計來緩慢、逐漸地加強光線的亮度，就像太陽在地平線上升起一樣。

有些人則偏好用日光照箱當作鬧鐘。許多人在冬天時的情緒都會特別低落，醒來時迅速打開明亮的光源，不但可以讓心情變好，還能更快速地喚醒睡眠時溫度下降的大腦。

光照箱有著特別、真正的日光，用來治療季節性憂鬱症的光照箱，是設計來發射出強度類似陽光的光線，而且價格不菲。然而，這些光照箱不僅可以用於治療季節性憂鬱症，對於那些早上幾乎無法被喚醒的人也非常有用（我用這些光照箱來治療嗜睡症）。到了傍晚，你也可以打開光照箱以提升警醒靈敏度。正如你稍後會看到，如果你可以在正確的時間利用燈光，將有助於讓你入睡。

照明設備

曙光模擬器與光照箱的類型琳瑯滿目，而且一直在推陳出新。以下就是若干病患推薦的樣式：

曙光模擬器

BioBrite 日出時鐘（BioBrite Sunrise Clock）

SunRise System 曙光模擬器（SunRise System Dawn Simulator）

Apollo Health 黎明二重奏（Apollo Health DayBreak Duo Dawn）

光照箱

飛利浦照明的 GoLite P1（設備較小而便宜）或 GoLite Blu（昂貴），兩者都採用藍色光。

較傳統的全譜光照箱也有效果，像是 Sunbox Company 的小陽光（Sunlight Jr.）。

早晨暖腦

由於我們的大腦醒來時真的是冷的，我會建議：

滿足任何必要的自然行為。

現在，你可以開始有意識地伸展雙腿與雙臂，這時，如果能進行下犬式與孩童式之類的瑜伽姿勢再好不過了；若只是伸出雙臂並向右扭轉、再向左扭轉，效果也很好。站起來，然後彎下身朝腳趾方向伸展你的雙手。

穿上舊衣服。

快走至少五到十分鐘。先別查看你的電子郵件！也別管你的手機！如果可能的話，在室外快走。如果你住在薩斯喀徹溫省（Saskatchewan）北部又時值寒冬，那麼就找個美觀宜人的大廳或門廊走進去。

再次伸展一到兩分鐘。

沐浴。

如果一定要的話，掃視一下你的電腦與手機就好，確定你現在已經清醒到足以處理你所看到的緊急訊息。

體重控制得更好，可能是早晨暖腦附帶的一個好處。科林・夏皮羅（Colin Shapiro）在多倫多大學（University of Toronto）進行的研究觀察試圖減重的年長者。有些人在正常的人造光下騎著他們的室內健身腳踏車，其他人則是在日光下做這件事；雖然兩組人都成功減重，但在日光下運動的人脂肪量變少了，而且肌肉似乎變得更發達。

夏皮羅不知道是什麼原因造成這樣的現象發生。在動物身上進行的新研究資料（諾丁漢大學〔University of Nottingham〕，二〇〇九年）顯示，陽光會活化棕色脂肪（brown fat）；棕色脂肪在冬眠的動物中很常見，這種脂肪散發出來的熱量足以讓這些動物在寒冬中保持溫暖。雖然人類可能沒有太多的棕色脂肪，但在消耗卡路里方面，它遠比正常的白色脂肪（white fat）更有效，而且與體重呈負相關。如果日光能激發棕色脂肪的運作，那麼早晨在陽光下散步可能有助於我們減重並縮小腰圍。

因此，當你被鬧鐘喚醒時，就真的醒了，然後你起床；一旦你起床，就真的起床了。你開始伸展僵硬的肌肉，如果可以的話，穿上幾件衣服到室外（或室內）的日光下散個步，曬曬太陽、做些活動，都可以提升大腦的溫度，並且讓頭腦保持清醒。醒來的時間就是展開一切的時間，你意識到活著的每一天都是奇蹟，然後開始你的一天。

對貓頭鷹來說，從事固定的白天工作意味著成為輪班工作者，而輪班工作者往往用輪班（shift）這個字省略掉其中的第四個字母（譯者注：亦即狗屎〔shit〕之意）來定義他們的工作。就像那些設法出席八點鐘的課、並試圖理解上課內容的貓頭鷹大學生，對於貓頭鷹工作者來說，即便薪資酬勞並未包括早起這個項目在內，他們還是得早起，相較於習慣早起的人，他們的工作更難熬。

好在貓頭鷹還是有可資利用的工具，首先是陽光。早晨的陽光可以讓貓頭鷹更像百靈鳥；再來就是運動，運動可以讓你晨間的生物時鐘往前提。

結合晨光與運動，如同早晨暖腦時在室外散步，你可以讓最難改變的貓頭鷹變得更像百靈鳥。我有些貓頭鷹病人發現，當他們開始在早晨外出散步之後，開始有能力從事一系列的新工作。對許多人來說，在住家附近的街區、或是在海灘上踏步走上三十分鐘，就足以讓他們保持清醒、並為這一天做好準備。

不僅如此，他們感覺良好。陽光能使心情變好，運動也是。在好些歐洲國家，戶外的晨間散步被用來治療各種的臨床憂鬱症。

所以，用晨間散步來喚醒你的大腦吧，這項活動不僅能讓你跟你的大腦更快樂，還能讓你有時間思考這一天想做什麼事；當人們在早晨散步時，隨著快速動眼期的睡眠而產生的洞察，往往更常閃現於他們的意識層面中。

睡眠大改造第3天：在你自然、偏好的入睡時間上床睡覺

現在，你已經連續兩天都在同一時間醒來。你已經準備好在你偏好的入睡時間上床睡覺了。

想過渡到不同的起床時間，更輕鬆的一個方法就是在你上床前做些放鬆的事。你即將學到許多不同的身體、心理、以及社交休息技巧，這會讓過渡到不同入睡時間的嘗試變得更加輕鬆。

你可以從第一種身體休息技巧的一個版本（在下一章中將有更完整的描述與介紹）開

始做起。坐在一張舒適的椅子上，吸氣到腹部，數到四，然後呼氣，數到八。呼吸時，感覺你的腹部上下移動。

切記，你需要給予自己足夠的睡眠時間，才能感覺獲得充分的休息。然而，我們許多人都在該入睡時仍感覺焦慮不安；從清醒的持續活動轉換到入睡時內心所需的平靜狀態，對我們來說並不容易。但保持同步會帶來許多好處，包括工作產能的大幅提高、社交能力的輕鬆提升，以及整天都感覺警醒靈敏、充滿活力。

入睡時間的實際可行性

如果你的工作跟我一樣，得一天二十四小時待命，不妨想想該如何才能不讓別人毫無理由地把你吵醒；如果可以的話，關掉你的電話鈴聲；如果無法，就為你的語音信箱錄製一段友善的問候語，禮貌地表明你現在無法接聽——除非對方有緊急要事。如果你有多支手機，不妨為緊急情況設定特別的鈴聲；切記，你需要食物維生沒錯，但你也需要睡眠才能生存並運作。

如果寵物不習慣你在固定時間上床睡覺，試試哄騙、勸誘的方式。許多人告訴我，他們覺得跟寵物一起睡覺很舒服，甚至不比跟他們的配偶睡覺差；但你開始跟寵物一起睡覺時就得知道，寵物的生物時鐘跟你可能截然不同，牠們可能要好一陣子才能完全適應你的作息時間。

進一步的實際可行性：床伴

你的床伴或許比你的動物同伴更容易溝通、勸誡，但可能還是希望你能配合他或她截然不同的上床時間。

委婉地拒絕——至少在你為期七天的睡眠大改造期間必須如此。

許多床伴會希望跟你有相同的上床與起床時間。有些人發現，他們的生物時鐘可以不費吹灰之力地做出這樣的調整；正如我所說，這種改變內在生物時鐘的能力，是一種視個人基因而定的特性，因此，你或許只能讓步到這個程度。有些人可能就需要單獨睡上一週，才能充分體驗他們的睡眠大改造所帶來的改變。

要知道，在你生理上偏好的睡眠時間以外的時間入睡，會變得有點兒像是一種慢性時差的版本。不管是不知情還是不情願，你可能已經這麼做了許多年；與其如此，不妨想想你特別的人體設計告訴了你什麼：你必須怎麼做，才能讓自己得到充分而完整休息的睡眠。

儘管如此，還是有許多人告訴我，他們無論如何都不想跟他們的伴侶在不同時間上床睡覺：「如果我比他晚上床睡覺，會把他吵醒；他不喜歡那樣，他真的很不喜歡。」有些人則是抗議說，在不同時間上床睡覺會剝奪他們做愛的機會。

聽到這樣的故事讓我感到悲哀。性（在大多數情況下）是一種絕佳的社交休息方式，然而美國人談論性、嚮往性、幻想性，卻遠比他們真正親身實踐還頻繁得多。

難道你只想在自己精疲力竭、即將上床睡覺時體驗性愛嗎？在睡眠實驗室中（誠然不是最浪漫的場景）對伴侶所進行的研究顯示，做愛後並不會睡得更好——儘管伍迪・艾倫（Woody Allen）如此宣稱。清醒時有許多時候可以安排性生活，亦即在你感覺警醒靈敏、充滿活力的時候；良好睡眠的眾多好處之一，就是會讓你對許多其他令人愉快且多樣化的活動，保持警醒與覺察。

人們是否會在做愛之後，眼睜睜看著自己的伴侶呼呼大睡，而他們自己卻感覺非常、極度之清醒？這種情況很常見。男性經常在「小小的死亡」高潮之後隨即開始鼾聲大作，而此時正是他們的女性伴侶情慾高漲的時候。這是另一個不該總是在睡前做愛的好理由。

不同的就寢時間會無可避免地吵醒你的床伴嗎？答案是否定的，尤其在你的睡眠時間成為慣性而規律的情況下，更是如此。

事實是，人們整晚不停地從睡夢中醒來——只是他們自己不記得而已。睡與醒之間的那條生理界線，可能是非常模糊的；一般來說，人們必須清醒大約六或八分鐘、甚至更久，才會意識到自己已然完全清醒。

這是因為睡眠會導致失憶。當你睡著時，你不會記得自己在睡著時做了什麼；即使是睡眠良好、臻於完美狀態的人，每晚也會醒來十五到二十次，通常是幾秒鐘到幾分鐘之久。而且，不，他們不記得那些短暫的清醒時刻。

我的睡眠實驗室中，有關這種從睡眠中醒來的紀錄保持者是一位女士，她甚至走出實驗室，感謝實驗室的技術人員讓她睡了四年來最好的一覺。檢視她的腦電圖時，我們赫然發現她在睡著時醒來不下一千二百次，每次至少有幾秒鐘之久。

通常人們如果醒來得如此頻繁，即使是很短暫的時間，也會覺得自己像是幾乎沒睡著，但這位女士並非如此。她每晚短暫醒來一千多次，自己卻渾然不覺；她從來沒睡超過九十秒鐘而沒有醒來。看著她的睡眠腦電圖上代表從睡眠中醒來的中斷波模式——滿是呼吸中止（呼吸暫停的發作）以及睡眠停止時的踢腿動作——讓我們所有人都看到雙眼昏花了，而她對這些事件的發生毫無所知。

這個故事也可以反過來說。已經睡著的人，往往會以為自己還是醒著。底特律的亨利．福特醫院（Henry Ford Hospital）曾經進行一項研究，觀察人們在淺層睡眠的第一階段睡了十分鐘，然後把他們叫醒，要他們描述他們剛才發生的事。

有一半的人認為他們一直保持清醒，並沒有睡著。於是研究人員給他們看他們的睡眠紀錄，並附帶了清晰的圖表說明他們何時睡著、何時醒來，甚至給他們看了錄影帶；儘管如此，有些人仍然不相信自己真的睡著了。

根據我自己的經驗，不管是在睡眠實驗室或是實驗室之外的場合，人們可能在你面前酣然入睡並且鼾聲大作，但他們還是會告訴你，他們一直都是清醒的。

所以，如果你告訴你的另一半：「你睡著了。」而你的另一半回答：「我沒睡！我醒著呀！」不必對此爭論不休。在這個現代世界，人們的睡眠是如此不足，以至於他們往往會陷入幾秒鐘到幾分鐘不等的微睡眠（microsleep）狀態而不自知。這種微睡眠無所不在，包括開車、工作、上學、看電影、用餐，甚至做愛時都可能發生。正如卡羅琳斯卡學院（Karolinska Institute）的托比約恩・阿克斯泰特（Torbjorn Akerstedt）與其他人的研究皆指出，微睡眠經常發生在夜間工作的列車長與航空公司的機師身上。這是你下次搭乘一架航程長達十五個小時的飛機穿越太平洋時，要考慮的一件事；這也是長程航班上會有兩組、甚至三組機師的原因，他們睡在隱蔽的機艙中，幾乎沒有乘客會注意到。

睡眠大改造第4天：形成一套睡眠儀式

準備入睡可能跟何時入睡一樣重要。你的身體並未設計成可以從極端清醒的身心活動，猛然且迅速地變成倒頭就睡的狀態。

休息與活動都需要過渡期。除了職業運動員外，我們大多數人都無法突然從高強度的身體活動立刻進入睡眠狀態，也無法在憂心忡忡於自己的工作、家庭、孩子、健康保險時，突然而愉悅地進入寧靜安穩的睡眠狀態。

這就是為什麼你需要一套睡眠儀式。在你偏好的睡眠時間之前，你的睡眠儀式有助於讓你的身心放鬆、減速。

你上床前會用牙線潔牙嗎？你會刷牙嗎？恭喜你，你已經具備睡眠儀式的元素了。

雖然聽起來很怪，但想要睡著，你得先感覺想睡——或至少要先放鬆。大腦需要適當地準備，才能完成入睡所需的驚人轉換，從而讓你準備好迎接睡眠所產生的、美妙的修復與重新布線。因此，儘管有些一般性的準則可以讓睡眠儀式發揮功效，你必須讓你的睡眠儀式真正屬於你，包括符合你的需求與個性的一段準備時間、以及令你愉快而舒適的一套小動作。為了要睡得好，你得讓你的大腦與身體都做好準備。

在你開始制定一套屬於你個人的睡眠儀式之前，針對我的病患所提出的若干問題，以下是我的回答：

為什麼要把這些準備稱之為睡眠儀式？

倘若你的睡前階段大部分時間都能變成慣例、有節奏、儀式化，那麼每一件事都會運作得更好。當你夜復一夜地履行睡眠儀式，你的大腦與身體也會逐漸習慣這樣的想法，知道這一套小動作有助於讓你入睡並為你提供充分的休息。如果你非得用一個詞來形容這樣的睡眠儀式，它就是一種制約，讓你可以不假思索地安然入睡。

人們會在睡眠儀式中做哪些類型的活動？

簡單、愉快、平常、放鬆的事情。在這項計畫的第二、三週，你會學到許多不同的休息方式，你可能想把其中的一些加入你個人的睡眠儀式中。

瑣碎的小活動很有用。你用牙線潔牙、用牙膏刷牙，把床罩放下來，把你明天要穿的衣服拿出來——不論是為了上班、運動，還是休閒的穿著；聽聽音樂，閱讀。閱讀對於幫助你入睡非常有用（你在睡前不需閱讀本書，但如果你想的話也可以）。

如果有些晚上我沒有足夠時間完成整套的睡眠儀式呢？

做你能做的就好。即便是睡眠儀式中最簡單、最迅速的元素，仍可為大腦提供指引，讓大腦知道現在的確是睡覺的時間了。如果你結合睡眠儀式的制約與內在生物時鐘的強大影響，並隨著你固定在生理偏好的睡眠時間上床睡覺，這一切將會愈來愈同步，也會進行得愈來愈順暢。隨著這些要件開始同步進行、同時發生，你就會開始迅速而舒適地酣然入睡；假以時日，我們大多數人都能做到不費吹灰之力地入睡。

事情本該如此。

太多的人寧願做許多其他事情而不願去睡覺。對他們來說，上床睡覺彷彿是一項工作；而根據我的經驗，如果你把睡眠變成工作，可能就不會睡得太好。

睡眠應該跟呼吸一樣自然。睡眠就像食物，應該是讓人深感期待，也是我們大部分人每晚都要做的一件事。在睡眠為我們帶來驚人的身體改變之前，睡眠儀式可以讓我們先享受到放鬆的樂趣。

所以，你鋪好床、掀開被子、清潔了牙齒、把明天要穿的衣服拿出來放好、給了你的另一半一個晚安吻。然後呢？

閱讀作為睡眠儀式的一部分

閱讀對大腦助益良多。你藉由進入書中的世界——不論是這個世界、還是另一個星球或銀河系——而獲得心靈的刺激，觸及另一個人的意識，聽見那個人的想法並加以回應，納悶、推測、分析、確認、沉思著。電影雖然也很棒，但對許多人來說太過刺激，以至於無法幫助他們入睡。就作為你部分的睡眠儀式來說，閱讀很有幫助。

的確，許多書也都過於刺激，無法幫助你達到睡前休息的目的。往往讓人讀到欲罷不能的神秘推理與驚悚小說，可能只會讓你保持清醒；而漫畫書與漫畫小說，同樣會太過引人入勝而讓人不忍釋卷。

為了讓你的睡眠儀式發揮作用，你會想要閱讀某些真的能讓你入睡的讀物。標準的建議是：「讀一本你在高中時就該閱讀卻從未讀過的書。」

古典作品是文學的光榮，但並不總是特別受歡迎，也不是每個人都喜歡在睡前閱讀《伊里亞德》（Iliad）——只有一些怪人會這麼做，像我就是。

根據長久以來的經驗，我可以推薦至少七種不同類型的書讓你放在手邊，方便睡前閱讀。

歷史往往讓你得以鑒古知今，歷史書籍幫助你放眼未來，並了解我們現在正處於歷史洪流的什麼位置。歷史知識結合了優雅的語法，往往極有助於讓你充分放鬆，為睡眠做好準備。

藝術史類的書籍往往結合了精美的圖片以及博學的評論，讓你得以輕鬆地從閱讀轉換成觀賞、再轉換回閱讀。觀看並閱讀美麗的事物經常會激發夢境內容的變化，同時在你的腦海中創造出某些圖像，讓你放鬆並更容易入睡。視覺皮質若接受到令人愉快的刺激，會讓人感到非常平靜而安適。

詩歌具備了豐富的意涵，往往會有好幾個心理意象在同時運作，也充滿節奏與韻律感，極有助於入睡。以朗費羅（Longfellow）的史詩《海華沙之歌》（Song of Hiawatha）

為例，他運用芬蘭經典鉅作《卡勒瓦拉》（Kalevala）的相同節奏格律來創作這首詩。因此，《海華沙之歌》的詩韻節奏，讓許多以英語為母語的人念起來都覺得昏昏欲睡。好在我們的語言之中還有許多精彩非凡的詩作，有些病患告訴我，光是閱讀我所推薦的十七世紀英國詩歌選集的序言，就足以讓他們立刻陷入沉睡。

旅遊類書籍應該會把我們的思緒帶往遙遠的所在，它們所創造出來的視覺想像，往往使過渡到夢境的睡眠顯得更加誘人。

歷史小說的作用與歷史類書籍類似，可作為你睡眠儀式的基礎，但往往具備了更廣泛、更豐富的敘事想像力。在很久以前的時代過著截然不同的生活，往往被證明是相當迷人的一種幻想。

同理，傳記可以用寓教於樂的方式讓我們了解其他人的生命——有別於我們自己的人生。好的傳記可以讓我們覺得與那些我們極為欽慕、很想結交與認識的人產生了連結。

在睡前閱讀自助類健康書籍很有幫助，尤其當這些書包括了關於睡眠的章節時；對有些人來說，再沒有比閱讀有關睡眠的內容更令他們想睡的了。

你的書架上可能已經擺放了種類繁多、各式各樣的書籍等著你啟用。如果你沒有這些書的話，圖書館裡滿是可以幫助你放鬆並輕鬆入睡的各類書籍。為達入睡的目的，你最好是坐在椅子上、而不是在床上閱讀；如果你在床上閱讀，你的大腦就會習慣於這樣的想法——認為你可以在床上保持清醒。這就是為什麼幾乎所有的失眠專家都會建議你，只把床保留給睡眠與性生活使用。所以如果你可以的話，在床邊的一把椅子上、或者在另一個房間閱讀，並把這樣的習慣當成睡眠儀式的一部分。同時，最好將幾個不同類別的多本書籍分散擺放在各處，以免你發現自己正在閱讀的這本書太令人著迷。

閱讀結束之後，快速地做一輪深呼吸或簡單的瑜伽通常很有幫助，這類的動作可以讓你感到極度地放鬆；許多人告訴我，這麼做可以讓他們在一上床就開始深呼吸（身體休息技巧之一）。他們吸氣時數到四、呼氣時數到八，排出堵塞在肺部底層的空氣；當他們吸氣時，會覺得肚子變軟、隆起，讓他們準備好進行其他的休息技巧。我們將在接下來的幾章中介紹這些休息技巧。

看電視或不看電視

別被任何人給騙了——商業電視就是希望你能保持清醒與活力，而且最好可以通宵達旦。

電視的利潤豐厚。報酬優渥的電視台主管們，將時間都花在尋找新方法以吸引人們將目光鎖定在電視節目上；他們的產業與洞察都極為成功。

美國著名的電視評級與紀錄公司尼爾森（Nielsen）的報告指出，電視每天被打開八小時又十八分鐘之久。相較之下，美國人的平均睡眠時間少於七小時。無怪乎在被問到如何休息時，人們總是先提到看電視。

然而，電視真的可以讓人得到充分的休息嗎？想想你在深夜觀賞的那些節目。別忘了，電視的節目編排者需要你的眼珠子張得大大的，才能賣你廣告；因此，夜間的節目安排往往涉及音量的快速變化，夜間的廣告也往往以高分貝的音量播放，遠比白天時更大聲。夜間節目的視覺效果也相當肆無忌憚，可能有對角線、跳接的剪輯、快速的蒙太奇手法，伴隨著活潑狂放、任意干擾的音樂一起運作，目的就是為了讓你的手指遠離關機鍵。

儘管如此，許多人還是覺得電視會讓他們睡著。他們看著新聞，發現誰被謀殺了、某個日間電視節目的青少年明星離婚了，接著是對巨大颶風與致命龍捲風極為緩慢、慎重的預測。而在這一切播報結束之後，他們就會希望立刻開始打起瞌睡。

我的母親也是其中之一，她會在電視機前面睡著。我認為她會在那時睡著是因為她的生物時鐘試圖告訴她，那時候正是她的睡眠時間。對某些人來說，電視看起來的確像是運作著它自己的催眠儀式，屬於幫助我們入睡的部分例行公事。然而，對青少年來說，夜間電視似乎與行為問題的關聯性極高，尤其是憂鬱症。匹茲堡大學（University of Pittsburgh）與哈佛大學在二〇〇九年所進行的一項研究顯示，青少年在夜間看的電視愈多，他們在接下來的七年中罹患憂鬱症的風險愈大。晚上看的電視愈多，通常也意味著睡得愈少；睡眠愈少又意味著認知功能愈差、成績也愈低。而對成人來說，深夜看電視是失眠患者的一項顯著特性，其中許多人最後會變得愈來愈鬱鬱寡歡。電視另一項不利的生物效應，是來自它所發射出來的光線。

就像早晨的陽光可以讓我們內在的生物時鐘變早，晚間的光線也會讓生物時鐘變晚。電視機所發出的大量光線對許多人產生的影響，就是讓他們熬夜、晚睡，從而縮短他們的睡眠時間、使他們在第二天早上更難醒來。

如果電視會讓你入睡，那沒事；但如果你整夜不停地醒來，就要重新考慮一下了。如果你發現自己會熬夜觀看某個最喜愛的節目，不妨考慮把它錄下來，你可以在之後頭腦清醒靈敏、可以真正享受看電視的樂趣時，再來觀賞它。

因此，你可以逐一嘗試這些睡眠儀式的元素，看看哪些對你有用。假以時日，你的睡眠儀式也會運作得愈來愈順暢，睡眠將不再是一項必須完成的任務、或是一個美好的願望，而是毫不費力即可進入、具備了強大修復功效的休息。

睡眠大改造第5天：學會不擔心

現在，你已逐漸養成習慣在你偏好的生理時間上床睡覺並起床，這種規律性有助於讓你的身心同步；你也努力改進每晚的睡眠儀式，加加減減那些對你有用或無用的瑣碎行為。

但如果你想睡著，你可能得教會自己一件非常重要的事——學會不去擔心。訓練自己不去擔心，不但能讓你一夜好眠，更對你的下半輩子有極大的幫助。

許多事都能使我們深感壓力；其中有些是大事，更多是小事，但全部放在一起時，真的會讓我們既擔心又沮喪，而且往往在夜晚時分特別讓我們心煩意亂。當這一天結束、所有分散你注意力的事物都消失了，這時，我們才有時間可以思考。而在經濟危機發生的時期，那樣的思慮可能會導致無止境的擔憂。

擔憂會妨礙睡眠，而對於睡不著的擔憂，更是妨礙睡眠的一大助力。這就是為什麼認知治療（cognitive therapy）的小技巧會有幫助，認知治療可以訓練大腦去思考解決方法，而非問題。

認知治療的創始人是一位名叫亞倫・貝克（Aaron Beck）的費城心理分析師。早在一九六〇年代，貝克就注意到，古典精神分析（classical psychoanalysis）不僅無法幫助他的病人，還讓其中好些人的狀況變得更糟；尤其是他的許多憂鬱症患者，在接受精神分析的治療後變得更加憂鬱了。貝克想出了認知治療的點子，因為他希望能為病患找到有效的療法。

的確如此。大致上來說，認知治療就是合理化的擴大。展開認知治療的一個迅速、讓人不快卻有效的方法，就是運用「擔憂時間」（worry time）：寫下大約五件主要的、著實困擾你的事情，但——這很重要！——在你上床前幾個小時做這件事。在你寫下你的擔憂之後，立刻做一件同樣重要的事：寫下它們的解決方法。

晚餐之後，是個進行這項簡單版認知治療的好時機。你已經吃了一頓營養豐富而均衡的大餐，補充了許多植物性的食物，其中富含的纖維將有助於你的睡眠（有些證據顯示晚上攝取大量蛋白質會讓人保持清醒，但這種立論薄弱；不過，深夜進食的確往往讓人難以入睡）。晚餐之後，你感覺飽足而舒適，而且你身體的核心溫度會在傍晚上升，所以這時，你應該也會感覺相當警醒而靈敏。

開始你的認知治療之前，先準備一本小筆記本。如果你想要的話，也可以寫在你的電腦或是個人數位助理（PDA）之類的行動裝置上，存放在一個妥善保管的檔案夾中。接下來，固定在每天晚上撥出四、五分鐘的時間，進行你的認知治療功課。

首先，你寫下四、五件著實煩擾你的事；或許是失業、難以治療的背痛、擔心孩子的學費。用幾句簡短的話把這些問題寫下來。

然後，寫下這些問題的解決方法——你目前在做的、或是計畫去做的嘗試解決問題的方法。

你可能列出各種不同的找工作方式，包括製作一份工作列表並為其建立關係網、以及你高中最好的朋友昨晚在電話中給你的提示；你描述了你為了治療背痛所嘗試的不同療法，列出那些有幫助、以及你正在嘗試的方法，或許包括了你剛學的各種不同伸展運動與瑜伽動作；你也記下了什麼時間、在什麼地方要跟你的孩子討論有關她的大學學費以及她的選項——從學生貸款、半工半讀、到選擇另一間學校。

然而，有些問題就是無解，有些病症也無法被有效地治療，就像有些生活中的政治與社會事實無法被改變；但即使我們無法改變命運，我們還是可以像斯多葛學派（Stoics）所教導的，改變我們回應命運的方式。通常即便是在最糟的情況下，我們還是可以做某些事以發揮更大的作用，讓他人能來幫助我們、並思考其他形式的行動。

認知治療能對我們產生幫助，是因為它會讓你的大腦專注在解決方法上而非問題上，你必須前進並且完成該做的事。訓練你的大腦不斷地思考如何創造新的解決方法，這件事本身就會帶來真正的好處，更樂觀、更好的心情往往是其中的一項好處。

進行認知治療的另一個好處——尤其是在晚餐之前或之後進行——就是你不必在入睡前或醒來時思考所有這些令人生畏的問題。認知功課會幫助你在那些問題不自覺地潛入你的意識中時，放下你對它們的執念。啊，你可以告訴你自己，你已經完成了工作，你寫下了你的解決方法，也有處理事情的計畫，絕對沒有必要在睡前或早晨醒來時苦苦思索這一切了。

使用筆記本或電腦進行認知的「擔憂時間」，美妙之處在於你得以藉此觀察你的問題與解決方法，隨著時間過去而產生的改變；而且你會發現，問題往往會自行消失不見。如果問題仍然存在，你可以檢視那些你在過去嘗試過的解決方法，評估它們是否有幫助，然後計畫新的行動來解決問題。

認知治療不僅僅是關於創造積極的態度，更是關於想出解決方法，並學習如何愈來愈嫻熟地創造新的解決方法。

認知功課不需要你花上太多時間，有些人每天傍晚就花半個小時來寫他們的這項功課。然而，即便只花幾分鐘時間，都能讓這個過程延續下去並且帶來驚人的助益。

你也可以利用認知的「擔憂時間」來解決特定的睡眠問題。昨晚無法成眠？寫下你認為可能的原因。接著，寫下你打算怎麼做以確保第二天晚上的睡眠會有所改善。

隨著時間過去，你會看到你可以運用認知治療為生活的許多方面提供解決方法，從經濟、社會層面到心理問題皆是如此。而隨著你的睡眠與休息能力提升，你的認知解決方法也會跟著改善；這個讓人樂見的副作用，是來自你對休息力量的關注。

睡眠大改造第6天：睡前泡熱水澡

讓你的大腦從清醒狀態轉變成睡眠狀態並不容易，許多大腦的構造與系統必須同時從一種狀態轉變成另一種狀態，但它們往往並非如此。人們經常在睡著時抽筋，這是在許多音樂會與電影院中都可以見證到的一種「睡眠驚嚇反應」（sleep startle reaction），甚至更令人尷尬的是，在商務會議上也會發生。

好在有些直接而實際的做法，可以讓這個從清醒進入睡眠的過渡期加速進行；不，我指的並不是安眠藥。還有一種更簡單、更自然的方法，可以讓你放鬆並產生睡意——泡個熱水澡。

許多研究人員認為，身體控制警醒與睏倦的一個方法，是透過一種「睡眠之門」（sleep gate）的內在溫度。打開那扇門，你就會入睡。

這扇睡眠之門是藉由身體核心溫度的改變來打開與關閉。身體的核心溫度就是你體內的溫度，舉例來說，在你脊髓之中的溫度。直腸溫度計（很抱歉，不是口腔溫度計）所測出的溫度，是身體核心溫度的一個合理代表值。當身體的核心溫度上升，我們就會變得更警醒，這種情況通常發生在晚上；如果身體的核心溫度下降，我們就會變得昏昏欲睡。如果你可以讓你身體的核心溫度快速下降，似乎就能打開那扇睡眠之門，發出信號讓大腦與身體入睡，而且保持熟睡的狀態。

珍娜・穆靈頓（Janet Mullington）與其他研究人員嘗試了不同生物時鐘間隔的熱水澡療法，他們發現，泡熱水澡的時間愈接近人們偏好的睡眠時間，他們就能愈快入睡，睡眠也更連續，不會那麼頻繁的中斷。這一點很重要。雖然人們通常不會記得那些短暫的清醒時刻，尤其是那些睡得很好的人，但如果他們醒來的次數超過通常的十五到二十次，都會在第二天感到疲倦不安。睡覺之前泡個熱水澡，也會增加人們的深層睡眠與快速動眼期的睡眠；泡熱水澡是一種有效、不花錢、自然改善整晚睡眠品質的好方法。

溫度是關鍵。要讓熱水澡對你真正有效，你必須流汗。讓你的脊椎被圍繞在感覺很熱的水中，會很有幫助。穆靈頓的實驗組花了半小時泡熱水澡，但其中許多人只流了兩、三分鐘的汗，睡眠就得到了改善；流汗往往意味著，你讓你的核心體溫上升了一度到一度半。而在體溫上升之後，你的身體幾乎立刻就會冷卻下來。這種快速冷卻的發生，可能就是撬開睡眠之門的關鍵。

比較喜歡用熱水淋浴嗎？抱歉，淋浴很少能將我們的核心體溫提高到足以幫助我們入睡的程度。晚上淋浴的這種行為刺激，對某些人來說有舒緩的效果，儘管有些人是利用水的脈動刺激，幫助他們在早上清醒過來。

芳香療法

許多人會用芳香療法幫助他們入眠。然而，我個人對芳香療法的經驗並不是很好。我有些病患會過敏，雖然有些人很喜歡；當然，躺在散發著宜人香氣的浴缸中、飄蕩在熱水裡，這種行為制約對許多人來說頗有助眠的效果。

把熱水澡加入你的睡眠儀式

睡眠儀式可藉由制約來幫助我們睡得更好，加入熱水澡，會讓你的儀式更容易達到效果。因此，試試這麼做：晚餐後，隨即進行你的認知功課；接著，在你偏好的睡眠時間前一個小時，開始你規律的睡眠儀式。每晚都這麼做。為了加強效果，你可以在打算上床睡覺前泡個舒服的熱水澡。

水溫要熱，但摸起來不至於熱到無法忍受。踏進浴缸前先試試水溫，確保溫度冷熱適中，用你的手輕輕攪動浴缸裡的水。如果你想讓這整個經驗更舒適平靜，進入浴缸前可以先將浴室的燈關掉。

光線是一種刺激。光線有助於我們保持清醒，如果你在晚上開燈，光線會讓你恢復警醒。雖然如此，當你洗澡時，請別讓浴室完全漆黑，因為你還是需要看見接下來的事；小夜燈、蠟燭、或是來自隔壁房間的燈光，都能為視線提供足夠的光源，你的目標是讓浴室感覺溫暖而宜人。在相對黑暗的環境中洗澡，有助於讓你展開感覺極為放鬆的過程。你可能也想讓臥室的照明暗一點，如此一來，當你洗完澡回到臥室時，就不會被過度明亮的燈光打斷，而能繼續沉浸在剛剛洗澡時所營造的寧靜氛圍之中。

深呼吸也有助於放鬆。在浴缸的熱水放到三分之一至半滿時，踏入浴缸；當熱水傾瀉在你身上、奔流過你的雙腳與雙腿之間，開始深呼吸。感覺你的腹部上下起伏，緩慢地吸氣、呼氣。隨著時間過去、水位緩慢上升，你可以感受到水的表面壓力拉扯著你的肚子，水流淹沒了你的胸腹。

現在，輕鬆而緩慢地呼吸，吸氣、呼氣；試著讓呼氣時間相當於吸氣時間的兩倍，沒錯，讓呼氣持續得久一點。有時候，藉著數呼吸次數的過程來開始會容易些；如果數到四太久，那麼你一開始可以在吸氣時數到二、呼氣時數到四就好。隨著胸腹的上下起伏，去感受水的表面張力。

當你緩慢地呼吸時，試著去想些令人愉快的印象：你可能漫步走過一片閃閃發光的沙灘，沙灘上的黑沙柔軟而光滑；你可能會回想起某次你很喜愛的徒步旅行，穿越了山區與鄉間。吸氣、呼氣，試著讓你的呼吸與你想像中的步行節奏保持一致。呼氣時，感覺頸後的肌肉也放鬆了。

在你尚未意識到時，你可能已經開始出汗了。去感受汗珠讓耳垂微微發癢、或是一小股汗水緩緩地從前額流下；但你不需出汗太久，只需兩、三分鐘即可從浴缸起身——儘管有些出汗時間較久的人會體驗到更深層的睡眠。

當你用毛巾擦乾身體時，應該會感覺更加放鬆，或許已經覺得想睡了。如果你想要的話，可以在泡完熱水澡後立刻上床睡覺。還有些人比較喜歡先閱讀一會兒再就寢。記得將你上床的時間安排得盡可能接近你生理上偏好的睡眠時間。

泡熱水澡的作用

熱水澡可以當成身體休息的一種方式，而且一天當中的任何時間都可行，尤其在晚上，熱水澡可以達到特別、多重的效果。

泡熱水澡可以提升深層睡眠的時間，你的深層睡眠時間愈長，製造出來的生長荷爾蒙也就愈多，從而有助於肌肉、關節、腦細胞的生長。

熱水澡可以讓你的睡眠連續性更好。從睡眠中醒來的次數愈少，你在第二天的警醒靈敏程度就會愈高；深層睡眠與快速動眼期的睡眠時間愈長，也可以解讀為更佳的記憶與學習能力。

但熱水澡並不是對每個人都有效。對我們之中的某些人來說，泡熱水澡會太過刺激；如果你經常泌尿道感染，有些專家認為，熱水澡只會讓感染更糟。然而，泡澡數千年來始終深受人們喜愛有著充分的理由，因為它有助於放鬆、休息、以及睡眠。

當你第二天早晨在你生理上偏好的時間醒來時，若是覺得神清氣爽、精神煥發，別為此感到驚訝；同時，如果你晚上去洗手間的次數變少了，也別訝異。更好的睡眠連續性意味著你的膀胱反射（bladder reflexes）可以關閉得更久、更能持續。每當你晚上醒來時，這些反射作用都會重新開啟而使你想排尿；由於熱水澡可以改善睡眠連續性，從而減少醒來的次數，也就等於減少你上洗手間的次數。

自然的事物效果總是最好。再沒有比休息更自然的事了。

睡眠大改造第7天：傍晚散個步

你在過去的六天當中做了許多的努力：你在你生理偏好的時間上床與起床；開始進行快速的認知技巧，讓你的大腦專注於思考解決方法而非問題；制定了一套睡眠儀式，從行為上制約自己得以輕鬆入睡，並輔以一項舒適、放鬆的方法——泡熱水澡。

接下來，是時候去進行另一件再自然不過的事了——晚餐後散個步。

多年前，羅浮堡大學（Loughborough University）的吉姆．霍恩（Jim Horne）進行了一系列研究運動與睡眠的實驗，結果顯示，在睡前大約三到六小時做運動的人會睡得更好，而沒有做任何運動，睡眠就沒有得到任何改善。

溫度與出汗至關緊要。如果霍恩讓他那些做運動的學生們去洗冷水澡，誘發睡眠的效果就消失了；這是睡眠溫度之門的早期實際示範之一。

你不會想在就要睡覺之前運動，除非你患有睡眠腿動症或其他的睡眠病症。如果你在即將就寢之前運動，尤其是激烈的運動，你可能會讓自己清醒得更久。數十年前，我在德州大學休斯頓分校（University of Texas–Houston）教書時，參加了在萊斯大學（Rice University）練習的終極飛盤（Ultimate Frisbee）隊（我是最年長、也是技術最差的隊員）；當我們在晚上進行團隊訓練一直到九點半時，我會有好幾個小時無法成眠。

將運動安排在適當的時間進行可以促進睡眠，在睡前三到六小時運動，你的睡眠應該會有所改善。正如你很快就會看到，運動也能讓人的心理得到休息。

嘗試步行療法

傍晚時，你會花四、五分鐘的「擔憂時間」完成你的認知功課；接下來，你的下一步就是散步。

在散步時，你可以思考剛剛所寫下的內容。你試過哪個解決方法是有效的？或許另一個已經嘗試過的解決方法並無法讓你取得任何進展。你還可以做些什麼來試著解決那個問題嗎？當你散步時，你的思緒應該會變得更加清晰敏銳。

跟他人一起散步也很好，跟你的朋友或伴侶一起散步有助於社交休息，因為你們會交談、開玩笑、幫助彼此釐清如何對抗生活的壓力。

傍晚散步的另一個好處是讓腰圍變得纖細。飯後散步可以減緩消化的速度，從而減緩葡萄糖的攝取，進而減緩胰島素的釋放。在這項三十天計畫的最後一部分，你會發現，這樣的散步可以多麼有效地幫助你控制腹部脂肪與體重。

如果時值春天、夏天、或是秋天，你的傍晚散步時間可能會剛好碰上日落餘暉。人們曾經做過利用日光療法來改善失眠的治療試驗，在傍晚時分（睡前幾個小時）利用日光照箱，讓失眠患者的睡眠增加了整整一個小時。傍晚接受日光的照射，只要是發生在睡前幾個小時，就能幫助你睡得更好。

如果你住在有暴風雪的北方，可能無法每天傍晚到戶外去散步；那麼，在跑步機上步行也有效果，就做你能做的事。你當然可以在你家附近散步、閒逛。跟人交談也會為你帶來樂趣，不論你是在打掃、洗碗、或是在客廳裡踱步，都可以一邊打電話聊天，跟父母、孩子、或是朋友講電話並不代表你不能移動。傍晚做些體能活動能幫助大多數人放鬆，也能讓你睡得更好。

書寫、活動、社交，如果能安排在對的時間、以對的方式進行，都能幫助你入睡。如此一來，睡眠就會變成每晚都會讓人期待的樂事；而你學得愈多，就會變得愈有創意，並且有助於改善你的健康。良好的睡眠也會讓你如虎添翼，能以其他方式得到休息——無論是在心理、社交、或是靈性方面。如此一來，你的睡眠大改造將產生驚人的強大成效並且與日俱增。

總結

我們在學校上課時會強調三個R：讀（reading）、寫（writing）、以及算數（arithmetic），你的身體也有三個R：休息（rest）、修復（restoration）、以及更新（renewal）。

從你所讀到的內容當中，你可以看到，睡眠是休息的一部分，跟食物一樣都是你生存所需。我們已經學到，良好的睡眠可以讓我們獲益良多，包括：

- **有助於控制體重**
- **增強記憶力並改善學習**
- **有助於預防憂鬱症並改善心情**
- **促進縝密的思考能力並製造新的腦細胞**
- **抵抗感染**
- **預防心臟病發作**
- **強化並維持正常的生物時鐘**

睡眠藉由確實地重建與重新平衡你身體的細胞及其相互作用，來做到這一切。倘若沒有睡眠，你就無法製造新的腦細胞，也無法形成記憶。在睡眠的狀態下，你才能產生生長激素，重新修整並塑造你的身體。

為了獲得這一切美妙的結果，你必須睡得正確；現在，你已經讀完這一章，可能也知道了：

- **你確實需要多少睡眠**
- **你何時需要睡眠**
- **幫助入睡的簡易工具**

這些簡易的工具包括了認知功課、熱水澡、適當的工作時間、充滿創意的睡眠儀式、適當的散步時間、以及獲得日照的好時機。

在你的三十天休息計畫以及之後的日子裡，遵循這些睡眠準則極為重要。讓自己去習慣如何睡得正確的確需要花些時間，然而一旦你明白了它是多麼簡單，你或許就可以準備迎接往後的良好睡眠了。但願你能享有休息得更好、充滿熱情活力的平衡生活，從而賦予你保持健康、感覺完整而健全的絕佳機會。

不過，睡眠只能算是一種消極的休息。現在，是時候開始學習隨時隨地皆可適用的積極休息方法了。

睡前別做這些事

中午過後攝取咖啡因。咖啡、茶、或是能量飲料中的咖啡因，會在你飲用後持續作用十二到十六個小時；如果你不容易入睡，請在早上攝取含咖啡因的飲料。曾有案例紀錄被診斷出罹患猝睡症的年輕女性，在戒掉兩杯晨間的咖啡之後，就不藥而癒了。

把酒當成睡前的飲品。大約有百分之五的美國人口用酒精來幫助他們入睡。對於不常飲酒的人來說，在就寢前飲酒會使他們每晚增加十五次到二十五次醒來的次數。此外，我見過最嚴重的失眠患者，不是酗酒者、就是曾經是酗酒者，因為酒精對大腦的影響甚鉅。如果你想喝酒，就在你打算就寢的幾個小時之前喝，在酒精對心血管的正面影響最大、負面影響最小的時候。

吃太多。許多人患有夜食症候群（night eating syndrome），往往在傍晚稍早時先吃了一餐，之後在半夜時分醒來又吃一頓大餐。晚上吃太多，會在睡著時更頻繁地醒來並且增加體重；睡前喝一杯牛奶或是含碳水化合物的小點心或許是可以接受的，尤其是對糖尿病患者來說。不過，晚上攝取大量的糖分可能會讓你更頻繁地醒來。

寫下第二天的計畫。一般來說，最好是在睡前數小時做計畫並進行「擔憂時間」的認知治療，否則，你腦海中的千思萬緒可能會讓你無法成眠。

就寢前看電視。沒錯，這一點頗有爭議，的確有許多人把看電視當成一種入睡的行為暗示。但正如我們所見，深夜電視往往會用許多聲光效果讓你保持清醒以便持續觀看；此外，電視發出的強光也可能會使我們內在的生物時鐘變得更晚，而使得人們保持清醒的時間更久、上床就寢的時間更晚。

安眠藥。雖然安眠藥對於治療時差或暫時性的失眠非常有效，但這類藥物是會上癮的，因為大腦會逐漸受到制約而需要安眠藥才能入睡。即使是較新的「非苯二氮平」（nonbenzodiazepine）安眠藥，也會損害記憶力與工作表現。

chapter 3

身體休息

身體休息是一種積極的休息形式，一種有意識、直接的方式，你利用身體的基本程序——像是呼吸——平靜並恢復你的身心。身體休息使身心更加放鬆，並使你更能集中注意力。這些技巧簡單易學而且唾手可得，你愈擅長這些技巧、隨著練習熟能生巧，就愈容易處理日常生活中的壓力。

你現在可能已經睡得更好了。在進行這項三十天計畫的第八天，你將開始運用簡單的積極休息技巧，讓你保持清醒、專心，專注於周遭所發生的事物，並且讓你在最尋常不過的事情上也能獲得樂趣。但首先，你何不先試著做個簡短的測試，為下列的每個問題選出你的最佳答案（可複選）：

1. 當我坐在電視機前，我是在：

a. 消極地休息。

b. 積極地休息。

2. 進行身體休息的最佳場所是：

a. 在家時。
b. 工作時。
c. 度假時。
d. 隨處皆可。

3. 如果我有好好休息，我應該會覺得：

a. 放鬆。
b. 平靜。
c. 專注。
d. 更警醒。
e. 以上皆是。

4. 為了獲得適當的身體休息，我必須：

a. 身強體壯。
b. 完全警醒。
c. 疲累且需要休息。
d. 昏昏欲睡。
e. 徹底精疲力竭。
f. 以上皆非。

5. 最佳的休息時間是在：

a. 我感覺無聊的時候。

b. 上午稍晚、午餐之前。

c. 傍晚時分。

d. 即將就寢時。

e. 任何我想要的時候。

6. 身體休息的必要條件包括了：

a. 呼吸的能力。

b. 專注的能力。

c. 深思熟慮的理解力。

d. 來自朋友的幫助。

e. 目標感。

f. a加b。

7. 學習如何進行身體休息的最佳年齡是：

a. 青春期。

b. 成年初期。

c. 壯年期。

d. 即將退休之前。

e. 接下來的幾天當中。

8. 我可以從哪裡學會身體的休息：

a. 我自己。

b. 這本書。

c. 我的朋友。

d. a加b。

e. 以上皆是。

答案：1. a；2. d；3. e；4. f；5. e；6. f；7. e；8. e。

休息是積極的

積極休息與消極休息之間有一項很大的差異，了解這項差異可以讓生活變得更輕鬆。

如果你跟大多數人一樣，那麼這些日子以來，你可能會憂心忡忡。或許你正坐在辦公桌前盯著電腦螢幕，可能不怎麼喜歡自己眼前所見；或許你的信用卡帳單金額太高了，又或者只是今天的新聞：你的妻舅任職的那個產業，又有更多人被裁員了；加上有一個新的暴風雨在西部聚集成形。這些新聞並不比平常更糟，但它們會讓你產生千思萬緒，不斷尋找、改變，飄往你自己也不確定的方向。

你現在是在休息嗎？就某種意義來說，你或許是在做消極的休息。

我說「或許」是因為，消極的休息往往意味著你的身體靜止不動，但在那一刻你可能並非真的完全不動；當你瀏覽電腦螢幕時，你的身體或許並未靜止下來：你的腿在桌子底下扭動、腳趾在鞋子裡輕敲，食指戳向滑鼠、然後又收回並捲起往上，移動到頸後開始按摩的動作。

消極的休息確實提供了時間與方法，讓你得以重組部分的身體與大腦。當你走向你的桌子坐下時，左腳沒踩穩而稍微扭傷了腳踝。現在，你的手指與腳趾停止了敲打的動作，消極休息讓你的腳踝細胞有機會檢查關節滑膜的損傷；當身體展開一項啟動重建的發炎過程時，損壞的結構蛋白隨之被切除、帶走。發炎對生存來說是必要的，但它也可能一發不可收拾；如果發炎持續、拖延得太久，可能會引發諸如癌症、動脈粥狀硬化之類的慢性病症。

不過現在，發炎正恰如其分地運作著。受損的足部結構蛋白被移除，新的纖維開始生長，來自動脈與神經的訊息被迅速發送至心臟與大腦，讓你在坐下時改變姿勢；現在，源源不絕的信息正流向你的交感與副交感神經系統、大腦、肝臟、以及肌肉細胞。而這些非凡活動的發生，你幾乎完全沒有意識到。

沒錯，你在休息，但並非積極地休息。

積極休息是有意識的，而且是在你的控制之下。積極休息是目標導向與指向的，藉由你即將學到的積極休息技巧（還有更多），你可以隨心所欲、從容悠閒地讓身心得到休息，而且為你帶來無窮樂趣。練習你現在已學到的積極休息技巧、修復你的身體、開發你的大腦部位，會讓未來的休息技巧更容易學習與運用。

身體休息是積極休息的多種形式之一，這些形式包括了心理休息、社交休息、以及靈性休息。有許多方法可以讓身體休息，或許最簡單的一種方法，就是呼吸。

第8天：身體休息技巧之一——深呼吸

對許多神秘主義者來說，世界以呼吸開始、以呼吸結束，生命與我們已知的宇宙，就從這一個動作中開始。

但我們的休息目標沒那麼宏大。我們希望學會運用若干方法，讓我們得以修復、平靜、放鬆、警醒而靈敏，而且隨時隨地都能休息；這意味著，我們必須學習如何呼吸。

呼吸是完全自然的動作，但是當我們做得正確時，這種呼吸與平常那種維持我們生存的不假思索過程就有些區別了。這種身體休息所需的呼吸方式會讓我們放鬆、專注、集中注意力，以便獲得真正的休息。

所以，在你的椅子上坐直，解開交叉的雙腿。如果你的椅子有扶手，就將手臂放在扶手上；如果沒有扶手，就讓手臂自然垂落，拇指指尖自然地對著椅子的兩側。

五個呼吸開啟身體休息的大門

第一個呼吸：閉上嘴，用鼻子深吸一口氣；吸氣時，感覺腹部向外隆起。

現在，緩緩地吐氣；逐步而穩定地讓空氣排出你的肺部，感覺它流經鼻孔並回到大氣之中。若你呼吸時感覺打嗝或受到干擾、不順暢，別氣餒或煩惱，這可能只是因為有些空氣在你的消化道中游移，為適應正在改變的壓力而進行重新調整中；你很容易就能感受到這些由於日常生活緊繃而產生的小毛病，但隨著呼吸的引導，大部分的小毛病很快就會消失。

第二個呼吸：再深吸一口氣。這次，感覺空氣如何流入你的鼻孔、以及腹部如何膨脹而變得飽滿。

你感覺到的運動，正是你的腹肌在幫助橫膈膜擴展肺部的運動。如果你感覺不出有什麼變化，不妨花點時間，把手放在腹部上；現在，讓你的指尖去感受腹肌正隨著吸氣的動作而往上推。

接著，緩緩地吐氣。感覺空氣經你的鼻孔湧出，先是快速湧出，然後氣流逐漸減弱；隨著你讓空氣逐漸排出肺部的動作，讓這股氣流繼續從鼻孔呼出。如果你注意到一個鼻孔呼出的空氣比另一個鼻孔更多、更順暢，也別感到驚訝。

這很正常。鼻睫循環（nasociliary cycle）會在日夜以不同速度開闔鼻孔，這只是成千上萬個自然的身體循環之一。如果你有一個鼻孔完全閉闔了起來，別擔心，除非你感冒了或者過敏，現在閉塞不通之處很快就會自行打開了。

第三個呼吸：這次，張開雙唇。如果可以的話，就像準備親吻般的稍微噘起你的嘴

唇，噘嘴可以讓你很容易地感受到吸氣時流經雙唇與舌頭的空氣。

張開嘴巴呼吸可以讓你吸入更多空氣，就像你在跑步或騎單車時會張開嘴巴大口吸氣。有些人在噘嘴呼吸時喜歡發出響亮的吸吐聲，有些人則偏好保持靜默；如果你是在公共場合而且有人正看著你，那麼你或許會想安靜、不出聲地呼吸。

張開並噘起嘴巴吸氣，去感受並傾聽這股吸入的氣流。當你吸氣時，感覺你的胸骨往前並略微往上移動；接著，當你讓肺部充滿空氣時，應該會感覺到你的胸廓也在往上並往外移動。

你會想讓呼吸變得更深入，因為你希望讓肺部確實地充滿空氣。你肺部的下方區域，有一大部分都是塌陷的，這是受到地心引力的影響；地心引力會施壓於肺部，使其下方的部位變得癟塌、萎陷。

呼吸深入些，可以讓空氣充滿更多的肺部空間，也有助於達成生理學家稱之為肺泡通氣率與肺血流灌注率（V/Q），亦即通氣（ventilation）（空氣進入）與灌注（perfusion）（血流）之間的關係。

你的心臟每次在跳動時，右心室都會將血液泵入肺部，而整個左心室則保留來作為將血液泵送至全身各部位之用；但右心室的工作只有一個，就是將血液輸送到你的肺部。

當血液抵達肺部之後，最終仍是要從動脈流向小動脈、再流向毛細血管，就像水會從大河流往小溪、再流往無數的涓涓細流。因此，血液細胞最後會進入被稱為肺泡的球狀囊，它們是專門設計來容納空氣之用；然後，空氣中的氧氣會藉由肺部超薄的毛細血管壁被吸收進來，讓毛細血管內的紅血球中充滿維繫生命所不可或缺的氧氣。

如果你的肺部有部分塌陷而使得血液無法含氧，那麼許多流往肺部底端的血液就會被浪費掉了。

然而，你若是學會了深呼吸，就不是這麼回事了，因為你可以用深呼吸來打開若干塌陷的肺部空間，讓肺泡充滿空氣，進而讓流經肺泡的血液也能吸收到它所需要的氧氣。

然後，這些血液會進入你左側的心臟，被泵送到全身的各個部位，保持你的健康。正如你所見，深呼吸真的超乎所值。

現在，當你呼氣時，慢慢將氣吐出，感覺空氣經過你的嘴巴流淌下來；當空氣被吐出、進入大氣之中時，傾聽你自己輕柔的呼吸聲。

第四個呼吸：這一次，邊呼吸邊數數；當你用噘起的雙唇吸氣時，慢慢地在腦海中從一數到四。如果你認為自己數太快了，不妨學習運動員的數數方式：一個一千（one one thousand）、二個一千（two one thousand）、三個一千（three one thousand）。

當你吸氣時，你會感覺腹部往外擴張。但現在，專注於胸骨與肋骨往前及往上的運動；當你的胸廓往上並往外移動時，你會感覺背部挺直了，而當你呼吸時，坐姿也有改善。你的肩膀抬起，並略往背後旋轉。呼氣，然後一邊慢慢地從一數到八；當你呼氣時，感覺空氣流經雙唇，一邊傾聽自己逐漸減弱的呼氣聲。當空氣流過時，你可能也會感覺雙唇略微地震顫；呼氣時，感覺你的肩膀往下沉。

這個過程聽起來熟悉嗎？應該要很熟悉。在睡眠大改造的第六天，當你泡了熱水澡、讓身體的核心溫度開啟睡眠之門，並讓自己可以睡得更深沉、休息得更充足時，你做過這種身體休息的變化版。

第五個呼吸：跟你進行第四個呼吸所做的事如出一轍，吸氣時數到四，呼氣時數到八，去感受並傾聽空氣被吸入與呼出，打開你的肺，讓血液得以飽含你生存、移動、思考所需要的氧氣。

這一次，想像自己能看見空氣的流動，看見空氣經由雙唇流入口腔內部、流往喉嚨、再往下進入氣管；在這裡，空氣迅速流入無數分支通道的隱密窪陷，每條通道都比前一條更加纖細，宛如樹的分支。這些充滿空氣的通道分支愈來愈細、愈來愈小，一路往下延伸至肺泡；而從心臟右側泵出的血液，正湧入這些球狀囊中努力吸收氧氣，以便提供能量驅策你的細胞進行運作、重建、以及修復。

幸好這是個效率驚人的過程。它能運作得如此順暢，部分原因就在於了不起的血紅素分子。血紅素的作用宛如一種酶，從空氣中一把抓住氧氣分子，並且緊抓不放——直到必須放棄它們為止。

這一切，全都是透過一種被稱為波耳效應（Bohr effect）的現象來完成。波爾效應是以偉大的物理學家尼爾斯・波耳（Niels Bohr）的父親克里斯汀・波耳（Christian Bohr）的名字來命名。尼爾斯・波耳協助發展出原子理論與量子力學，二次世界大戰期間，身為半個猶太人的他被困在納粹占領的丹麥，於是一九四三年，他藏身在一架蚊式轟炸機的底部，冒著極大的風險逃出了丹麥；同盟國（The Allies）竭盡全力將波耳帶到洛斯阿拉莫斯

（Los Alamos）協助英、美兩國製造原子彈。在這趟鋌而走險的數小時航程當中，由於波爾能呼吸到的空氣相當稀薄，以至於他差點喪命；而救了他的命的，或許正是波耳效應。

波耳效應使氧氣的吸收過程透過酸鹼平衡的運作而變得非常快速。你的身體組織不停地在運作並消耗氧氣，從而增加了二氧化碳含量，酸性程度也變得更高；身體組織的運作量愈大，酸性就會愈強，而波耳效應可使這個過程——將血液中的氧氣卸載並進入酸性更強的細胞中——變得越發容易。類似的酶分子，像是葉綠素，可為我們大部分的食物、供暖、以及運輸需求製造能量；石油、天然氣、煤炭，都是枯死植物的殘渣，而它們的能量原本都來自太陽。託了我們特別進化的酶分子之福，我們日常生活中使用的幾乎所有能量，只需要添加到水與空氣中的陽光；我們的生存均有賴於非凡的分子生物物理學作用，譬如葉綠素與血紅素等分子。

你不到一分鐘就能完成這些事

五個呼吸或許看起來起不了多大作用，但並非如此。這五個呼吸可以讓你：

1. 打開肺部底端讓循環變得更好。

2. 放鬆身體。

3. 以你既欣賞又享受的方式，將你的注意力集中在你的身體所做的事情上。

4. 找到一個僅需數秒鐘即可達到休息效果的方式，而且幾乎隨時隨地皆可運用。

但你不必只呼吸五次就停了下來，有意識地多呼吸幾次不但有趣，也是個好主意。當你保持呼吸，專注感受空氣流經你的口腔、咽頭、氣管、以及肺部；甚至更進一步地試著去看看你能否視覺化這股空氣在你的整個肺部流動，尋找它能在哪裡將生命所需要的氧氣傳遞給紅血球。

別忘了在呼吸時，去感受你的腹部、胸部、以及肩膀的運動。假以時日，你能做的不僅僅是感受它們，還能確實地看見它們；你可以想像你的胸廓往上並往外移動，感受胸腔無拘無束地往前移動，感受將大氣中的空氣帶入肺部的動作是如此輕鬆而迅捷。

當你呼吸時，你也可以開始嘗試呼吸得更緩慢、更均勻。你可以在吸氣與呼氣的時候計時，確保你呼氣的時間是吸氣時間的兩倍之久；緩慢、有節奏地將空氣從胸部排出，不僅能改善通氣與灌注之間的平衡，更能在你的呼吸變得更有效率時，讓你也跟著愈來愈放鬆、愈來愈平靜。無怪乎運動員把練習呼吸當成競賽訓練的重要一環，隨著時間一天天過去，他們就能以愈來愈少的氧氣來完成愈來愈多的事，在移動與比賽時，往往感覺很放鬆而不緊繃；最後，這樣的活動會變成一種心流，一種獲得愉悅體驗與巔峰表現的方式。

就像大部分形式的身體休息，呼吸可以隨著練習而變得嫻熟，要花一點兒時間；但是，這項技巧可以讓你終身受用，因此，現在就把呼吸技巧學好十分值得。

第9天：身體休息技巧之二——山式

我的祖母常說，姿勢（position）是人生中的一件要事。她指的是社會聲望，或者是如今人們所稱的社經地位。當然，浪漫的情侶通常會以截然不同的意義來看待這個詞。不過很少有人意識到，正確的身體姿勢，本身就會形成一種讓身體休息的狀態。

儘管幾個世紀來，許多人運用過山式及其變化，但這個體位其實是來自艾揚格（B. K. S. Iyengar）所創立的瑜伽學派。這個姿勢相當簡單，只是你站立、呼吸的一種方式。

瑜伽練習者可能會告訴你，山式做得正確會讓你感覺有自信而強壯，就像一座山一樣。我們的目標沒有那麼大的野心，只是希望學會以一種能充分得到休息、放鬆、令人精神為之一振的方式來站立。

正確的站姿還有其他好處。山式可以改善姿勢。在一個年輕人與上了年紀的人都弓著背坐在鍵盤、電腦螢幕、電視螢幕、閱讀平板、以及手機前的國家，姿勢不良並不是一個小問題；不是我們的飲食或運動方式讓人變矮，而是我們的坐姿與站姿。

大約有百分之八十的美國人有背痛的毛病，光是在這上面所花費的醫療費用就高達數十億美元，而且治療往往無甚成效。誠然導致背痛的原因很多，但有些是可以透過學習正確的站姿來加以預防的。

還有另一個好處是，你會看起來又棒又挺拔。

如何做山式

山式的重點即在於成一直線，你希望自己的身體感覺起來、看起來都是筆直的。所以，請站起來，雙腳分開朝前、與肩同寬。看向正前方。現在，試將你的腳踝、膝蓋、髖部、肩膀對齊在一條想像的直線上，想像這條直線從地板往上穿過你的身體、一直來到天花板，或者天空——如果你在戶外。

除了受過軍事訓練的人，我們大多人的站姿都不怎麼筆直；我們中段的腰腹部位有些耷拉下垂，胸部前傾，頸部彎曲，下巴外伸而非內收。因此，專注在那條穿過你身體的假想直線上，它從地板直接往上穿過你的主要關節；一旦你這麼做了，可能只要幾秒鐘你就會開始感覺身體變得更直、更挺，也往往會開始注意到你腳下的地板是多麼地堅硬。

接著，注意腿部肌肉往上拉伸的力量，你應該會感受到小腿的伸展以及膝蓋與大腿的往前拉伸。這種伸直的感受會經由你的髖部繼續往上延展、直接來到你的肩膀，而變得更有力的感覺也會隨著變得更挺直的感受而產生。

讓肩膀略往後旋，彷彿你正要採取軍人的站姿；收下巴，但避免過於僵硬。在山式中，你會用肌肉與呼吸來放鬆全身。

現在，吸氣。運用你已經學會的方式來呼吸，感覺腹部往前推，但把焦點放在胸部；感覺空氣充滿肺部，使胸部往上、往前擴展。當你吸氣時，你會感覺肩膀與肩胛骨往後旋，使胸部略往前推。

接下來，慢慢地呼氣，感覺肩膀略往前旋。你應該能夠傾聽並感受到這股氣息穩定地流經鼻孔並回到外頭的空氣之中，你的腳踝、膝蓋、髖部、以及肩膀，仍然在這條完美的假想直線上對齊。你只需要專注在兩件事上：讓身體保持對齊上述的直線，以及呼吸。

每次呼吸時，你應該會感覺到小腿與大腿的力量、以及胸部的持續擴展。許多人告訴我，當他們發現自己能呼吸得更深而廣時，他們也會覺得自己的上半身彷彿變大了些。

當你呼氣時，把氣拉長。想像你正在清理肺部，所以你會吸入並呼出更多的空氣，更深、更長的呼吸會讓你感覺更加放鬆；假以時日，這些呼吸也會讓你感覺更為警醒。

山式就像本書中許多其他的技巧，多加練習就能迅速地駕輕就熟，往往在一分鐘之內即可完成。當你的生活處於疲於奔命、無甚空暇的狀態時，你會想要好好地運用山式；幸運的話，在利用山式來放鬆時，你會感受到一種時間的擴展（expansion of time），彷彿你正在進行的事遠比你真正花費的時間持續了更久。對許多人來說，在進行山式時做幾個呼吸，只需花上大約二十秒鐘的時間。

在何時做山式

早上起床後立刻做山式是個好主意。起身並站在床邊，邊進行山式、邊做幾個深呼吸，是展開一天的好方法；如果能在戶外的陽光下進行又更棒了。你可以將這項運動作為早晨暖腦技巧的一部分。

你可以在自己想要的時間隨時進行山式。如果你整天大部分時間都坐在電腦或螢幕前，每隔一、兩個小時就起身站立三十秒，可以預防許多辦公室上班族與腦力工作者所感受到的身體扭結症狀。整天待在同一個地方會讓人精疲力竭，而且並不健康：血液會集中在我們的腿部與足部，增加淺層或深層靜脈血栓的可能性；關節如果未被使用，也會變得僵硬；而即使是時間最短暫的運動（譬如站立），也會讓心臟的功能變得更好，因為站立比坐著多消耗了大約百分之二十五的能量。切記，你必須把你的一天分解成多個不同的時段，才能讓你的身體有機會休息與修復。

當你在傍晚時分坐著用餐、閱讀、或是看一會兒電視，山式也能發揮作用。如果你覺得這個姿勢可以讓你放鬆，那麼你也可以把它納入成為睡眠儀式的一部分。

在哪裡做山式

你通常會呈現站姿的任何時間、地點，都是運用山式的好機會。當你在銀行或電影院之類的地方排隊，山式就是一項自然的休息技巧；在機場排隊等待安檢時，與其擔心隊伍移動的速度過於緩慢，不如試著利用山式讓自己放鬆、休息。

我個人會在進電梯時做山式，這也是許多人為工作日做好準備的一個方式。當你肩上揹掛著沉重的提袋去午休、或是從午休回來，或是當你拖曳著幾大袋的雜貨從車上走到廚房後，山式都可以發揮重新調整你的背、關節、以及心神的作用。

如果你正好跟其他人在一起

有時候，人們會注意到你站在他們身邊時正在做山式，雖然他們通常不會注意到。一開始，邊談話、邊做山式並不容易，但假以時日，你將能毫不費力地在山式中獲得休息，尤其是跟你熟識的人在一起的時候，教他們如何做山式也很有趣。山式不但可以讓你感覺更好，看起來也會更棒。

第10天：身體休息技巧之三——重力式（Gravity Pose）

你會驚訝於重力式可以讓你感到多麼放鬆，說到底，這個姿勢是以速度作為基礎。你的身體現在正以九點八一米每平方秒的速度衝向地球中心，速度非常快。即使完全忽略加速度的影響，這也意味著，你正以每小時二十二英里的速度直墜地面。

當然，你的感覺並不像是在墜落。地球的質量以相同的力量往上推，而你的肌肉抗拒的力量，會阻止你掉落在地面上。靜脈周圍被稱之為瓣膜的特殊肌肉凹口，可以防止血液聚積於你的足部，使你不會落入無意識狀態或者墜落地面。

重力式是一種積極、愉快地抵抗重力的方式。大部分身體休息的技巧都應該能自動協助你的肌肉纖維、肌腱、韌帶、關節液和靜脈瓣膜重建，讓你得以在地球上站得筆直並且大步行走。重力是一股強大的力量，可以用來幫助你進行身體休息。

如何做重力式

重力式甚至比山式更簡單。重力式的首要、也是最困難的部分，就是得平躺在地板上。

平躺在地板上之後，雙手十指交握、枕在後腦勺。接著，雙腳腳踝交叉，然後將雙腳抬離地面；保持腳踝交叉的姿勢，雙腳繼續抬高、指向天花板方向。

感受那股將你拉往地面的重力，感覺它正作用在你背部的肌膚上，還有你的髖部、肩胛骨、以及肩膀上。

現在，呼吸。吸氣，然後緩慢地呼氣。當你呼氣時，感覺自己的身體正舒適而輕柔地往下沉入地球。

每次呼氣時，你都會感覺雙腿往下沉並落回地面；這正是你想要的，因為當你的雙腿隨著重力下降時，你會感覺腿部的肌肉放鬆了。

當你舒緩地呼吸時，你也會感覺頸後肌肉跟著放鬆了。

當你進行重力式時，專注在你的背部、腿部、以及頸部的感覺。每次呼吸——有時甚至是每一刻——你都會感覺自己舒服地往下沉，你的肌肉在離開地面往上抬升、隨後又落回地面的過程中得到放鬆。當你展開重力式時，至少要做三次的吸氣與呼氣。盡可能增加你的背部表面與地板接觸的面積，因為當你呼氣時，背部與地板接觸的面積愈大，你就會愈放鬆。在進行重力式時，如果想得到更好的效果，你可以在雙腳即將落回地板時再將它們抬起、舉向天花板方向。

物理學可以很有趣。重力不但能幫助你休息，而且正如你所見，它還有助於你的睡眠。

在哪裡做重力式

重力式最困難的部分就是躺下。找到一個可以讓你躺下來的地方，可說是其中最困難的一點了。

在臥室或客廳做重力式並不難，只要你身體下方有一塊地毯或小毯子，就是你所需要的一切。

重力式當然可以在你的床墊上進行。當你呼吸時，你會感覺自己舒服地沉入床墊中，你的背與床墊接觸到的地方全都放鬆了；許多人也會把重力式放進他們的睡眠儀式中，讓自己能愉悅地沉沉入睡。

然而，在工作時做重力式可能會是一項挑戰。我有自己的辦公室，而且地上有鋪地毯；但是，許多工作場所的地面都很硬，而且沒有多少空間可以讓人在裡頭活動。

不過，即便你工作場所的地面平滑而柔軟，一塊可以隨身攜帶的瑜伽墊還是很值得購買。若是能找到一塊三乘六英尺的閒置空間就夠用了，但要讓你的主管允許你使用那塊空間，可能是一個較大的阻礙。

如果你真的很難花一、兩分鐘離開你的辦公桌去做重力式，不妨試著告訴你的主管，重力式有助於⑴讓你放鬆，從而提升你的工作效率；⑵預防因整天坐在電腦螢幕前而導致的背部與肩頸疼痛、以及眼睛疲勞等病症；⑶減少與工作有關的重複性工作傷害（repetitive task injury），可能有助於為你的公司減少請假時間並降低醫療成本；⑷改善你的心情與士氣。

當然，你的主管可能不相信你。儘管有諸多好處，在工作時做重力式可能很難為人所接受。人們還不了解各種積極休息的益處——事實上，是一種必要性。

要說服你的主管相信重力式的種種好處，一個方法是在一分鐘或不到一分鐘的時間內，快速完成它；另一個方法是有點冒險的提議，就是讓你的主管也來試著做看看。這完全取決於你跟你主管的關係如何，以及你對她或他的了解。許多數據資料都顯示，在工作時運動能顯著提升工作效率；在午餐時間運動半小時的人工作效率更高，或許部分原因是，他們克服了正午的生物時鐘倦怠遲鈍（biological clock torpor）問題（參見第八章〈工作休息〉）。工作時短暫、積極的休息，即便時間極短，還是能改善工作表現、社交凝聚力、以及心情。

在何時做重力式

當你感到非常焦慮、頭腦昏沉、或是身體緊繃時，做重力式很有幫助；但事實上，你想休息、放鬆、恢復平靜的任何時候，都可以用上重力式。在午後時分做重力式，或是在睡前把它當成睡眠儀式的一部分，一定會為你帶來極大樂趣。這也帶我們進入接下來的身體休息技巧。

第11天：身體休息技巧之四、五、六——短暫小睡、非小睡的假寐（unnap nap）、白天泡熱水澡

小睡能讓你恢復活力、修復身心，即便是六分鐘的小睡，都能改善記憶以及解決問題的能力。無論是在午後時分或是工作中，小睡都能發揮完美的提神作用。

溫斯頓・邱吉爾（Winston Churchill）總是設法在白天小睡一會兒，許多世界領導人也都會用「強力小睡」（power nap）來恢復精力。在工業革命之前，大多數人都有睡午覺的習慣。

為什麼？人體的設計就是如此。正如你在睡眠那一章已經讀到，在有天然氣或電力的人工照明之前，人們通常不只在晚上睡覺，在白天也會睡覺。我們的生物時鐘決定了這件事。

我們可以用身體的核心溫度，來代表我們的生物時鐘希望我們去做的事。當核心溫度下降時，我們就會睡覺；當核心溫度上升時，我們的警醒度就會提高。

當這些體內的溫度曲線趨於平緩——這是在我們沒有時差或上晚班的前提下，經常在

下午發生的狀況——我們很容易入睡。通常，一天中小睡的最佳時間，是在下午一點到四點之間；百靈鳥會在這段時間的前半段小睡，貓頭鷹則偏好後半段。

我們體內的生物時鐘告訴我們許多事，包括我們可以預期什麼時間會有良好、或甚至只是合理有效的體能與工作表現。我們往往表現不佳的時段之一，就是在中午過後到下午三點左右，也就是在我們的溫度曲線趨於平緩之際。

然而，我們可以藉由短暫的小睡來打破這種遲鈍倦怠感以及工作效率低下的現象；我們甚至不必睡著，只要躺下、休息，就能受益良多，而且還能在這一天剩下的時間中提升身心的表現。

然而，加州大學聖地牙哥分校（University of California–San Diego）的主要小睡研究員莎拉・梅德尼克（Sara Mednick）在二〇〇九年進行的研究指出，如果你希望你的小睡能提升決策能力與創造力，就需要若干快速動眼期的睡眠量；根據梅德尼克的說法，這通常意味著更長的小睡時間，有時長達兩個小時。

小睡並非適用於每個人。有些人過於緊繃急躁而無法小睡；有些人在晚上總是能酣然入睡，所以從來不需要在白天小睡；有些人小睡的時間較長，通常超過二、三十分鐘，結果發現這樣的小睡會干擾到他們夜間的睡眠。

同時，小睡也不總是健康的象徵。必須小睡的人，尤其是在早晨小睡、或者在白天小睡好幾個小時，可能患有睡眠障礙或其他疾病，包括諸如感冒等簡單的狀況。感覺想睡通常是你身體發出的一個信號，讓你知道你需要休息了；如果你不休息，便無法輕易、有效地進行重建；重建與更新始終是必要的，尤其在你生病的時候，這種需求特別迫切。

將小睡視為無聊、懶惰、浪費時間的活動，不啻為目光短淺之舉。快速、經過規劃的小睡，可以讓人感覺得到充分休息並且頭腦敏銳、改善學習與記憶力；如果是在下午三點以前小睡，還有助於提升工作的生產力。

短暫的小睡

如果人們的睡眠嚴重不足而必須小睡，他們幾乎在任何地方都可以小睡，甚至連站著的時候也不例外。瑞典卡羅琳斯卡學院的托比約恩・阿克斯泰特曾對值夜班的列車長進行過研究，發現他們經常不自覺地站著小睡——在睜著眼睛的情況下。沒錯，當你的雙眼一直得盯著前方看的時候，的確有可能睡著。

不過，如果你的目標是休息與提神，你可能會想要躺下來小睡。以下是若干基本的技巧要求。

設備：一個至少三乘六英尺大小、鋪有地毯的地板空間，以及一顆枕頭。一張瑜伽墊或者日式床墊可以用來鋪在堅硬的地面上，或直接置放於鋪有地毯的地板上；摺疊成一團的夾克或其他衣物，也可以用來代替枕頭。長椅或沙發往往小睡起來更舒服。如果你在家，可以躺在你的床上小睡；你覺得舒適的任何地點，都是小睡的好地方。我以前從來沒想過自己可以如此容易地在地板上小睡，直到我嘗試這麼做；我辦公室裡有一張長沙發，我通常會在上頭小睡，但我發現它也只比鋪有地毯的地板稍微舒適一點而已。

為了達到最理想的小睡效率，使用眼罩也很有幫助。如果沒有眼罩，可以把棉質的毛巾布、或幾乎任何種類的布摺起來用，蓋住眼睛以遮擋不需要的光線。

小睡技巧：一旦你找到一個安全的地方，讓你覺得在這裡小睡很舒服，躺下來、伸展你的四肢，把手臂放在身體兩側或舒適地放在胸前，把眼罩蓋在眼睛上。現在，專注在你的呼吸上，吸氣數到四、呼氣數到八，想像空氣輕快、順暢地流入並流出你的肺部。

你甚至可以藉由想像一幅有助於入睡的景象，讓自己獲得心理的休息（在下一章中會討論到）。如果你想要的話，當然可以數羊，沒有問題；不過，想像你自己舒緩地沉入一大疊厚厚的地毯中，並且隨著每次呼吸而下沉得愈來愈深，會更容易入睡。

如果簡單的呼吸無法讓你充分放鬆，不妨嘗試重力式。當你的背部陷入地面、雙腿隨著重力落下時，感覺肌肉也跟著放鬆了；在吸氣、吐氣時，去覺察這股放鬆的感受。

如果你想小睡、但無法入睡，也沒關係，你只要試著小睡就能得到休息。正如你在前一章中學到，處於淺層睡眠的人往往完全不知道自己其實有睡著。

獲得休息才是目標。如果你沒能快速地獲得有效的睡眠，也不必為此感到苦惱。還有其他方法可以讓你進入「非小睡的假寐」，也就是一種可以讓你在並未入睡的情況下、卻能獲得充分休息的小睡方式。你即將在下文中讀到。

我該小睡多久？

該小睡多久，是個頗有爭議的問題。有些研究者像是莎拉・梅德尼克，認為兩個小時的小睡才是富有成效的小睡；他們說，人們在這樣的小睡中會經歷一個較長的睡眠周期，然後進入淺層睡眠，這會使得他們更容易醒來。

問題在於，這類的研究，實驗對象往往都是健康的大學生或研究生，但在臨床與工作的世界中卻不是這麼一回事，你無法預測一個人會在哪個睡眠階段醒來。睡眠的晝夜節律，在白天與夜晚時截然不同，長時間的小睡很容易會讓你陷入更深沉的睡眠階段，感受到醒來時有種令人不快的睡眠惰性，伴隨著極度的緩慢遲鈍與昏睡無神——即使是相對較淺層的第二個睡眠階段。睡眠惰性對於需要快速反應時間的工人來說，譬如在醫院急診室或核電廠工作的人，是一場災難；睡眠惰性對軍隊來說也是個問題，中東與南亞的軍人在準備進行多項夜間行動時，也會小睡。睡眠惰性對突擊隊來說是特別頭痛的問題，他們有時在六十到八十小時內都沒怎麼睡，這或許可以解釋為什麼特別供應的咖啡因口香糖，在伊拉克軍隊中如此受歡迎。更甚者，許多上班族發現，如果他們某天午睡太久，晚上就會睡不著；或者在他們午睡之後，夜間的睡眠時間就會變短而且得不到充足的休息。

但是，時間短暫的小睡不會讓你遇上大部分的這些問題。為了避免睡眠惰性並在白天獲得有幫助的小睡，不妨將你第一次的小睡時間設為十五分鐘；同時，為了不睡過頭，請使用計時器。

為了計時，你可以用廚房的計時器，可以用你的手機——如果你封鎖了來電，也可以用你手錶上的鬧鐘裝置。只要設定在十五分鐘時響起即可，並且放在距離你伸手可及之處，方便把你叫醒。

許多人偏好超過十五分鐘的小睡，但如果你平常並沒有小睡的習慣，先從這些時間較短的小睡開始練習，如此一來，你就能學會如何小睡得更有效率。使用精確的計時裝置，可以讓你的生物節律幫助你獲得休息；一開始就使用計時器來小睡的人，往往會發現他們更容易控制小睡的時間。

就像三分之一左右的人會在早上鬧鐘響起的五分鐘之內醒來，經過計時裝置訓練的人，通常能用自己內在的生物時鐘來設定小睡的時間。如果你習慣了十五分鐘定時的小睡，你就能快速訓練自己在不用任何計時器的情況下，小睡十五分鐘。生物時鐘是如此地有效率，以至於人們經常能在不用手錶或計時器的情況下，讓自己小睡十或二十分鐘、然後輕鬆地醒來。

這種精確度，可能是我們的二十四小時生物時鐘所帶來的非凡影響；我們的生物時鐘不斷地監測著白天的生理機能，並與體內某些三十、六十、九十分鐘等存在無數細胞內時間較短的節律產生相互作用。

政治家也知道這項訣竅。正如西蒙・塞巴格・蒙蒂菲奧里（Simon Sebag Montefiore）在他的《史達林：紅色沙皇的宮廷》（Stalin: The Court of the Red Tsar）一書中所描述，史達林的一位重要心腹告訴他的家人，他可以小睡十四分鐘整；於是，他們幫他計時，他果真在十四分鐘時醒來。

短暫的小睡不僅能提升工作產能，還能讓人們感覺很棒。

在何時小睡

在何時小睡，取決於我們的生物時鐘。大部分人偏好在下午一點到四點之間小睡，百靈鳥會在這段時間的前半段小睡，貓頭鷹則偏好後半段。

如果你的工作內容或是工作型態允許的話，不妨嘗試在不同時段小睡，看看哪個時段的小睡對你最有效益。有些人發現，他們可以在下午的任何時間小睡；然而，為了讓你的生物時鐘重新同步，在每天的同一時間短暫小睡，往往是回報豐厚的一項投資。

在哪裡小睡

如果你手頭寬裕，有些收費不低的公司會在工作日提供服務，帶你進入他們特製的廂型車，讓你在裡頭小睡（他們諮詢過我對於他們所使用的方法與市場的意見，所以我知道的確有這種服務存在）；許多機場已有專門提供小睡的新設施，城市商業區現在也到處林立著提供小睡用途的特別出租空間。矽谷的公司企業，時而會有特別的工作日程需求，在這方面也愈來愈先進，並且設立「小睡烏托邦」（nappatoria），讓他們常態的操作人員可以隨時快速地小睡一下。有些律師事務所也為全天候的工作人員提供有特殊設備的辦公室與會議室，讓他們可以更輕鬆地在這些地方小睡。

然而，你還是必須知道你的公司是否允許這麼做。《華爾街日報》（The Wall Street Journal）二〇〇八年的一份報告指出，由晝夜科技公司（Circadian Technologies）（該顧問公司與許多榮登《財富》雜誌評選全球五百大企業〔Fortune 500〕榜單的企業關係密切）

所進行的一項調查發現，在報告所調查的公司當中，因員工小睡而將其停職或加以訓斥的比例高達百分之五十二，相較於二〇〇二年的百分之三十八，呈現上升的趨勢。

這或許可以說明 iPhone 較新的應用程式中，有一款 iNap 為什麼可以奏效的原因。當你在辦公桌前假寐時，iNap 會將你的 iPhone 手機變成工作噪音產生器；於是，你的手機會自動產生清嗓子、打字、電腦、以及翻閱文件的種種聲響，或許可以讓一些主管與同事相信你正埋首於工作。

在家裡小睡又是另一回事。許多睡眠不足的美國人都在週末小睡。他們通常是別無選擇。他們的身體想要或需要八個小時、或八個小時以上的睡眠，但在工作日的晚上，他們只能睡六或七個小時。如果你的身體需要休息，它往往就會去休息；長達一個小時的週末小睡，往往可以大大彌補工作日長期以來的睡眠不足。

非小睡的假寐：當你不被允許小睡時，該怎麼做

許多雇主如果抓到你在工作時打盹，他們會訓斥、或甚至解雇你，而且在許多情況下，他們有充分理由這麼做；舉例來說，你不會想待在列車長正對著操縱裝置打盹的列車上。

但是，如果你有一份工作，小睡雖然可能對你的工作表現有幫助，你仍然無法得到許可去這麼做，那麼，請容許我提出一個解決辦法——非小睡的假寐。

你認為不可能嗎？訣竅在於，利用一個世紀前傑出的心理學家與醫師埃德蒙・雅各布森（Edmund Jacobson）發展出來的技巧，他是首批證明自主神經系統可以被意識所控制的人之一（大衛・懷斯〔David Wise〕與羅德尼・安德森〔Rodney Anderson〕在《骨盆頭痛》〔*A Headache in the Pelvis*〕一書中，對雅各布森的技巧做了絕佳的描述）。

雅各布森把他的技巧稱為「矛盾放鬆」（paradoxical relaxation），他經常樂於示範它的效果。據說他可以在幾分鐘之內就讓自己變得如此平靜，以至於讓人們開始以為他可能死了；而在接受採訪時，他是如此地放鬆，以至於其他人很快就開始緊張起來。

矛盾放鬆的悖論就是，你在並未試圖去放鬆的情況下，卻放鬆了下來。你只需要專注在肌肉的張力上。

儘管需要練習，這裡有個快速的方法可以讓你為「非小睡的假寐」嘗試矛盾的放鬆。閉上雙眼。如果你置身於工作環境中，不宜被人注意到這個舉動，那麼在你閉上雙眼時，把雙手蓋在眼睛上，同時把手指放在眼睛上。

現在，感受眼球的運動；即使閉上雙眼，眼球也不會靜止下來；在清醒時，我們的眼睛通常會不停游移，掃視著環境以留意我們周圍所發生的事物。

即使眼皮闔上了，你是否仍然感覺得到眼球的轉動？這是完全正常的。當你睡著時，你的眼睛還是會動；在睡眠實驗室中，通常都是藉由觀察眼睛的細微轉動，來記錄正常的睡眠起始點。

現在，去感受左眼不同程度的肌肉張力與運動（如果你是左撇子，就感受右眼）。

你是否感覺到左側的眼角較為緊繃?或者,左眼中央的肌肉較為緊繃?只要專注在不同程度的肌肉張力上即可,彷彿你正在鉅細靡遺地勘測左眼的整個範圍(如果你的眼球轉動得過於激烈,請專注在一道眉毛或者一小塊前額上的肌肉張力差異)。

現在,找出你閉上的左眼中肌肉張力最大的部位,並將這個部位的張力程度,與緊鄰著它的另一個部位之張力程度做比較。

去感受你眼睛中那個微小部位的肌肉張力,感受它的強度。別試圖去修改它,別去增強或減弱它、或者試圖去改變它。只要去注意它就好。

矛盾放鬆的另一個悖論在於,專注在特定的某一處肌肉上時,往往會放鬆全身其他部位的肌肉。

這不會突然發生,至少對大多數人來說是如此;你應該每天練習矛盾放鬆二到三次,每次至少一分鐘,只專注在不同程度的眼睛肌肉張力。

一會兒之後,如果你的注意力開始飄移、失神,試著去想像那些微細、緊繃的肌肉是什麼模樣,想像你可以感覺並且看見那些緊繃的肌肉纖維。肌肉的運作是藉由肌動蛋白與肌凝蛋白重疊的細絲彼此滑進、滑出的運動,有點兒像是梳子上一列列的梳齒。試著去想像你眼睛中的這些小肌肉,感受它們的緊密度,並覺察這些肌肉纖維的深入滑移、彼此纏結。

大約一分鐘之後,睜開雙眼、或將你的手從眼睛上拿開。如果有人問你是否還好,就說你只是設法非常認真地思考了一會兒,想得太入神了。

一旦你開始練習「非小睡的假寐」，你會發現，你嘗試得愈頻繁就會愈來愈放鬆。試著在傍晚或是上午稍晚、接近中午時分，進行你第一次的「非小睡的假寐」，大部分人的感受在這些時段都相對敏銳。等到你愈來愈嫻熟這些技巧，你就可以在午後稍晚、接近傍晚時分來進行，一個你可能真的很想小睡的時段。

然後，你可以開始專注在除了眼周肌肉以外的肌肉；一旦你開始密切關注在肌肉張力的程度上，你就會開始去感受並注意到自己全身不同的肌肉群。

肩膀很緊繃嗎？或許你昨晚把舊報紙搬去回收站時扭傷了它。那麼，在你的「非小睡的假寐」中專注在那一側的肩膀上。或者，你若是發現自己很難專注在眼睛上，就試著去感受一小段的眉毛或一部分的前額；整天盯著螢幕看，通常會使我們眉毛的一個或多個部位比其他部位更為緊繃。我經常發現，我可以藉由專注在雙唇或一根手指寬度的肌肉張力上，進入我的「非小睡的假寐」。

有時候，有趣的是你在進行「非小睡的假寐」時，可以一邊勘測全身各部位不同程度的肌肉張力，一邊把最緊繃的肌肉想像成深紫色、較沒那麼緊繃的肌肉是橘色、最不緊繃的則是綠色。當你注意到不同程度的肌肉張力，你的全身應該會感覺愈來愈放鬆。

「非小睡的假寐」可以在一分鐘內就讓你感覺放鬆，但你通常可以在三到五分鐘內感覺更為放鬆。如果你真的想睡覺，非常愉快而短暫的小睡也可以從這種假寐開始。即使時間短暫，都有讓人精神為之一振的驚人效果。

為什麼要小睡？

正如你所知，小睡的爭議頗大。但它不該是如此。小睡是人體構造設計的正常機制，即使涉及了工作時小睡的問題，二〇〇九年針對美國成年人所進行的一項民調結果依舊顯示，百分之三十四的人會在下午小睡。

以下是我們應該小睡的若干理由：

- **小睡可能會救你一命**。針對希臘成年人所進行的一項長達六年、完成於二〇〇七年的研究發現，每週至少小睡三次、每次三十分鐘的人，心臟病發的風險會降低百分之三十七；在有午睡習慣的中年男性當中，心臟病發的人也較少。
- **你的工作表現會更好**。美國國家航空暨太空總署（NASA）的一項研究發現，平均二十六分鐘的小睡可以改善某些任務高達百分之三十八的工作表現。
- **你會感覺更好**。當你小睡時，你的心情往往會變好。
- **你會更有效地處理人際關係**。小睡不只能改善心情，許多病患告訴我，如果他們有小睡，他們就能更愉快地與別人相處；不僅他們的保險絲會變長而不容易燒壞，他們也會感覺更樂於社交。這樣的結果鮮少出現在短期的生產力研究當中，但假以時日，就會對組織的效率產生重大影響。
- **人們長期睡眠不足**。小睡可以改善運動技能，從而減少交通事故與工作意外。
- **青少年需要小睡**。青少年平均每晚只睡六到七個小時，但他們需要九個小時、甚至更長時間的睡眠，才能真正好好地學習與運作；即使是短暫的午睡，都能改善他們的作業表現與成績。

我的要點是，大部分人都能受益於十五到三十分鐘的午睡，通常就工作產能的提升來說，是相當值得的一項投資；除此之外，改善的情緒與社交能力，也證明在下半輩子十分受用，而且對休息極有助益。

白天泡熱水澡

許多人在白天會感覺神經過於緊繃，以至於無法小睡；如果你不想小睡，也不想進行非小睡地假寐，那麼，你可以泡個熱水澡來代替。維多利亞時代的人經常這麼做，使得白天泡熱水澡成了上流社會生活的一項重要特權。

我們已經討論過把泡熱水澡當成入睡的一項技巧。然而，泡熱水澡也可以被用來作為白天的一種簡單、有效的身體休息形式，而且還不需要流汗。不妨試試這項泡熱水澡的技巧。

一開始，要用溫熱但不至於滾燙的水來泡澡；當你在放水、檢查溫度時，以山式站立三十秒到一分鐘。

當熱水放到半滿時，跳進浴缸；讓你的臀部安適地坐在浴缸底端。緩慢並均勻地呼吸，專注在往上散開並貫穿身體的熱氣；一旦你感覺完全放鬆了，就跨出浴缸，用毛巾擦乾身體。

剛開始，白天泡澡可能會讓你感覺非常放鬆，甚至有點睏倦；但如果泡澡時間短暫，你可能很快就會感覺精神抖擻。要想快速清醒過來，可以在浴室一邊做山式、一邊深呼吸。

在白天泡澡的確較為耗時，因為你得花時間穿脫衣服，放水，然後擦乾身體。然而，在白天泡個四到八分鐘的熱水澡，可以打破並重新配置你這一天的模式。

隨著你輕鬆地從活動到休息的狀態，你希望能去覺察這一天的節奏以及內心的興奮感受。洗個熱水澡可以發揮絕佳的重置作用，尤其在你深感苦惱、焦慮、或是精疲力竭的日子。但是，其他形式的身體休息可能更方便進行，也可以讓你隨時隨地獲得休息。

總結

身體休息是一種積極休息的形式，你運用簡單的技巧專注於身體自然的運作過程上。快速、簡單、高效而有效的身體休息，幾乎可以隨時隨地進行。

以下是你現在已學到的、有關身體積極休息的快速技巧：

- **深呼吸**
- **山式**
- **重力式**
- **短暫小睡**

- **非小睡的假寐**
- **白天泡熱水澡**

所有的這些技巧都能毫不費力地完成，而隨著練習逐漸熟練之後，它們還能成為你在生活中、工作上隨處皆可運用的技巧。當你學會身體休息時，你會感到：

- **更放鬆**
- **更警醒**
- **沉著平靜**
- **思緒集中**
- **能力足以勝任工作**
- **與你的身體及其內在節律的連結更為緊密**

你還能教會其他人如何讓身體休息。身體休息的技巧做來輕鬆容易，你還能幫助你所關心的人學會，如何在他們想要的時候獲得充足的休息。

chapter 4 心理休息

心理休息是與身體休息截然不同的一種積極休息形式。在身體休息中，你專注於身體及其運作過程；但在心理休息中，你的注意力是聚焦於身體以外的事物上。

你的焦點可以放在視覺圖像、聲音、或是心理意象上。力量隨著專注而來，運用心智專注於單一物事上，可以強有力地影響交感與副交感神經系統，並且改變血壓、心率、以及體溫；而它對心情、焦慮感、以及創造力的影響，甚至可能更為深遠。想對心理休息有更深入的了解，請先回答下列問題：

1. 心理休息是關於：

a. 專注於我的心智上。

b. 停止思考。

c. 身體變得極不活躍、緩慢無生氣。

d. 為了獲得休息而讓身體疲累不堪。

2. 當我進行心理休息時，我的大腦：

a. 慢了下來。

b. 進入截然不同的系統與代謝配置。

c. 變得較無法專注。

d. 讓我感覺睏倦想睡。

3. 進行心理休息的最佳所在是：

a. 廚房。

b. 電影院。

c. 電視前。

d. 我選擇的任何地方。

4. 進行心理休息的好時機是：

a. 當我需要時。

b. 當我感到沮喪時。

c. 當我疲累不堪時。

d. 當我神經緊繃時。

e. 以上皆是。

5. 心理休息的能力會隨著以下何者而改變：

a. 一天中不同的時間。

b. 整體的身體健康狀況。

c. 我從休息轉換成活動的方式。

d. 我在休息前才做的事。

e. 以上皆是。

6. 為了讓自己處於一種心流的狀態，我應該：

a. 不去注意時間的流逝。

b. 感覺集中且專注。

c. 以一定程度的技巧來運作。

d. 具備挑戰感。

e. 以上皆是。

答案：1. a；2. b；3. d；4. e；5. e；6. e。

這些日子以來，人們往往感到精疲力竭，儘管他們不確定是什麼原因造成；原因可能有很多，舉例來說，睡眠不足。他們試圖兼顧家庭、工作、以及社會責任，也仍然享受那些能夠帶給他們單純愉悅的活動；但往往那些他們認為可以讓自己更快樂的活動，譬如看電視，卻無法如其所願，而只會讓他們感到越發疲憊。他們經常試圖一次做太多件事。二〇〇九年，一項針對開車時邊傳送訊息的研究顯示，大約有半數十六到二十四歲的美國人以及五分之一的美國成年人會在開車時使用無線設備發送簡訊。現在，我們對於一心多用的狂熱已經達到非常危險的程度；卡車司機在開車時邊傳簡訊的事故率，高達百分之二千三百。

遺憾的是，許多人並不了解大腦對專注的需求。心理休息的重點就在於專注——專注於心智。大部分人類的成就都需要密切而持久的專注，藉由這種專注力而達到的成就，相當驚人。

西藏僧侶可以綁著纏腰布坐在華氏零度以下的戶外，自發性地讓體溫上升或下降；人們可以在自我催眠的情況下接受大手術。自我催眠是一種積極的休息，在自我催眠中，身體極度放鬆、心理極度專注，對整體環境的注意力降低。積極冥想的人聲稱，冥想十或十五分鐘之後，他們就會體驗到心理與身體的能量爆發。

但你不需要成為第一流的專注者才能享受心理休息，並從中受益。當你專注於身體過程之外的事物上，心理休息才會發生；最終，它會讓你以一種截然不同的高度來看世界。

心理休息是關於心理的再創造，也就是重新配置你的心智，使其得以快速而輕鬆地獲取一種放鬆的控制感——既專注又放鬆。周遭發生的大事不會干擾你，因為你正全神貫注於自己正在做的事情上。你的行動會感覺很流暢、統一，而且往往有趣又好玩。經由練習，心智休息會讓你更有效地控制你的意識與生活，即使每次只有幾秒鐘時間。

你會學到的第一項心智休息技巧，就是自我催眠。自我催眠是讓你以放鬆並集中注意力的方式，專注在自己的身體上，從而發揮作用。一旦你內心產生這種放鬆的專注感，它就能強化你對於自己能勝任什麼、以及能完成什麼的感受。

許多人不想嘗試自我催眠，因為他們深怕自己會失去控制；這只能說，他們看太多老電影了。你可以藉由自我催眠獲取控制——控制你的生理機能、注意力、以及你的大腦想要思考的主題。自我催眠會以一種安靜、有節奏的方式，激活大腦皮層與下腦結構的許多不同區域。

自我催眠的結果就是放鬆反應，讓身體減少輸出氧氣、事半功倍。被自我催眠激活的大腦部位，截然不同於被矛盾放鬆——你在上一章的「非小睡的假寐」中學到的技巧——激活的部位。

當我們的大腦在進行幾乎任何作業時，譬如看著一輛車在街上飛馳而過，大腦有些部位會被激活，而其他部位則被關閉。預設模式網絡（default mode network）——也稱為反作業網絡（task negative network）——往往會在我們處於非目標導向、而只是在冥想或者做白日夢的狀態下開啟。

自我催眠是一個涉及大量心智集中與專注力的過程；在自我催眠當中，你會感覺非常、非常地放鬆，但你的大腦同時正在處理許多事。

如果你對於學習自我催眠有任何疑慮，請進行下列的測驗。

1. 如果我學了自我催眠，那麼：

a. 各式各樣的人都能催眠我。

b. 我隨時都能變成一隻熊。

c. 我可以進入一種放鬆的專注狀態。

d. 我永遠不會害怕機場的安檢隊伍。

2. 自我催眠：

a. 得先由催眠師教授。

b. 會使我每晚流太多口水。

c. 並不昂貴。

d. 是我可以自學的一件事。

3. 人們運用自我催眠來：

a. 讓他們的身體休息。

b. 幫助他們入睡。

c. 幫助他們達成許多不同目標。

d. 以上皆是。

答案：1. c；2. d；3. d。

總的來說，自我催眠易於運用、可迅速發揮作用，而且可適應每個人的不同需求。就讓我們開始來學習如何自我催眠吧。

第12天：心理休息技巧之一——自我催眠

我們身處一個不斷被資訊轟炸的世界，選擇性注意力（selective attention）的技巧變得愈來愈重要；這意味著，你會想將自我催眠這項技巧加入你的工具箱。

自我催眠只是一種自我控制專注力的形式，但這種形式的力量強大，因為它可以讓你以一種極度放鬆的方式去專注；當你的周遭有太多事情不斷地在發生時，想要專注的確要付出相當的代價。

正如有千百種方式可以讓你放鬆，也有幾十種方式可以讓你自我催眠。以下就是你可以運用的一項簡單技巧。

翻白眼（Eye Roll）

多年來，人們對翻白眼做了許多研究。有些人很會翻白眼，有些人則無法這麼做；前者在自我催眠時，可以進行得既快速又容易，而後者就特別困難了。還有些人甚至在翻白眼時會顯得滑稽而愚蠢。

遺傳學在此摻了一腳。如果你的父母很會翻白眼，你或許也很會翻白眼；這個動作讓自我催眠變得很容易，同時可以快速而徹底地自我催眠。

從生物學的角度來看，翻白眼的這個主題尚未得出徹底而完整的結論，但心理學已然對此進行了廣泛的研究。根據其中最知名的專家、已故的大衛・斯皮格爾（David Spiegel）（他的兒子繼續了他的研究）所言，很會翻白眼的人傾向於強調感覺甚於思考；這類型的人比其他人更容易受到暗示，也更可能具備了強大的想像力。

學習自我催眠事實上相當簡單，翻白眼不過就是直視前方，然後將眼球朝頭頂方向往上滾，彷彿你正盯著天花板看。

現在就試試看。在一張椅子上坐直，頭朝向正前方，直視你視野前方的某個物體；接著，在你的頭保持著朝向正前方的同時，眼睛往上看。

是的，往上。停留在這個姿勢一會兒。如果你感覺有點怪，那麼你可能做對了。因為我們大多數人不會在頭朝向正前方的同時，試圖盯著天花板看；除非，我們想自我催眠。

接下來，棘手的部分來了。當你的雙眼往上直視時，慢慢、慢慢地閉上眼睛；在眼睛往上直視的情況下閉上眼睛，你的眼皮會宛如劇院舞台上的簾幕般，直直地垂掛下來。

信不信由你，這就是學習自我催眠時最困難的部分。當你閉上眼皮時，如果你很會翻白眼，這時，你的眼睛會露出許多眼白；更甚者，你的眼睛會變成A字型，也就是在眼皮閉上時，眼珠會往內移動、並且在這個位置保持不動。

當然，這些現象你都看不到；以我為例，根據我的催眠指導者所說，我根本不會翻白眼。儘管如此，我還是熱愛自我催眠，雖然我需要大量練習才能學會。

嘗試翻兩、三次白眼，你可以坐在一張舒適的椅子上；如果你覺得翻白眼真的很不舒服，那麼嘗試做十秒鐘就好。去感覺在閉合的眼皮後方轉動的眼珠，當它們往上看時，眼部肌肉會相當緊繃。

現在，再翻一次白眼。你的眼皮完全閉上了，但你的眼珠仍保持往上直視。

不，你什麼也看不見，除了閉上的眼睛無法濾除仍然會透入眼皮的正常光線。如果你想要，你可以藉由光線來分辨你就座之處的明暗程度，但那不是你現在要關心的重點。

重點在於，你希望在閉上眼皮的情況下，仍可讓眼睛保持往上看。

現在，深呼吸，如同你之前所學到的深呼吸方式（身體休息技巧之一）。再次，吸氣數到四，呼氣數到八。感覺空氣流過你的雙唇，傾聽空氣流動、起伏的聲音，

你的雙眼仍然閉上，眼球往上直視。

當你呼氣時，你會感覺頸後開始放鬆，頸部放鬆是呼氣的自然反應，但也會讓你開始感受到一股平靜感的釋放。

下一次呼氣時，感受放鬆感從頭頂往下蔓延到頸部底端；慢慢地呼吸，呼氣愈深、愈久，放鬆感愈是強烈。

坐著，呼吸，閉上雙眼。你會開始感受到放鬆感進一步蔓延到身體的其他部位。

再下一個呼吸，感受那股放鬆感從頸部往下延伸至肩膀；隨著你的呼吸愈來愈深沉，你的放鬆感，最後也會隨著每個部位的肌肉逐一放鬆，而開始感覺起來像是一波溫暖的浪潮。

隨著你的下一個呼吸，感覺那股放鬆感從肩膀往下移至胸部。

每一次的呼吸，都能加深你的放鬆感，讓你感覺肌肉的放鬆慢慢往下、貫穿全身各個部位。沒多久，你可能會感覺腹部放鬆了；接著，放鬆的浪潮往下浸沒你的大腿與小腿。最後，隨著一次又一次的呼吸，放鬆感會徐緩地從你的頭頂往下延展至你的頸部、肩膀、胸部，慢慢進入你的腹部，然後往下再從你的腿部一路蔓延至你的腳趾。

如果你並沒有這種貫穿全身的放鬆感受，也別感到苦惱；對許多人來說，要達到這種深層放鬆的程度，需要花些時間。重要的是，在練習自我催眠時，你是否感覺到比之前練習時更放鬆了一丁點兒。切記，當你在自我催眠時，身體雖然愈來愈放鬆，大腦反而相當活躍而專注。

為了衡量你是否真的更放鬆了，你得先脫離這種受控制下的自我催眠狀態；你可以做以下三件事來結束自我催眠：⑴眼睛保持在頭頂上方⑵深吸氣⑶張開眼睛。

當你張開雙眼時，應該會感覺更放鬆。大部分人都會覺得更真實、更平靜些。有些人會體驗到前所未有的平靜感。

如果翻白眼讓你覺得不舒服：

有些人不會翻白眼，翻白眼會讓他們感覺不舒服，甚至有點怪異。少數人會如此，但如果你是這樣的情況，別緊張。你很可能可以藉由深呼吸來誘導自我催眠，根本不需要用到翻白眼的技巧。

關於自我催眠的常見問題

我該在哪裡練習自我催眠？你覺得舒適安全的任何所在，同時有個宜人的座位或位置可以使用。

我應該多麼頻繁地練習自我催眠？想變得精熟此道，你應該一天練習三次，每次一到三分鐘。由於正常的警醒度會在早晨接近中午、以及傍晚剛開始時達到高峰，這兩個時間都是練習自我催眠的最佳時機。另一個可以嘗試的時間是睡前，因此許多人會將自我催眠納入他們的睡眠儀式當中，因為自我催眠是一種自我誘導身體放鬆的有效方法。

你練習自我催眠好些時日之後，應該就已經準備好，可以將它運用在某些令人愉快的用途上。

利用自我催眠簡單放鬆

自我催眠是一種使專注力高度集中的方式，這是說得通的，因為最容易開始去專注的一件事，往往就是專注力本身。

一開始，先專注在某件可以讓人平靜下來的簡單事物上——一個令人愉快的字詞。人們通常會選擇自己偏好的字詞，如果你不確定該選哪個字詞，不妨試試專注於家（home）或平靜（peace）上。

當你吸氣時，在腦海中聽見這個字詞，聽見你自己的聲音在說這個字詞。除了這個字詞，別專注於其他事物上；如果你只專注在你自己的這個字詞上，你就已經學到一種新的專注方式了。稍後，你便能將這種專注的力量運用在其他許多絕佳的用途上。

專注在你的字詞上兩、三分鐘，你只要稍加練習，應該就會覺得更放鬆、更平靜。

現在，你已經準備好進行下一個步驟了。想讓精神為之一振，花些時間精力來進行某種視覺化的想像絕對值得。視覺化的想像意味著在你的腦海中看見某些事物，而看見的是什麼事物，則完全取決於你的選擇。

我們在一整天當中通常會想像很多事。大部分的大腦活動——尤其是在休息時——可能都會牽涉到事件的模擬，關於會發生或可能發生在我們身上的事。然而，我在這裡談到的視覺化，是一種經引導的、明確的、並且完全在你控制之下的想像。你可能希望想像許多不同事物，其中有些會令人非常愉快。當你為獲得心理休息而利用視覺化想像作為自我催眠的一部分時，你會希望專注在令人平靜、提神、放鬆的印象上，而非激起強烈、深沉情感的印象，你會希望這些印象只會給你帶來平靜、愉悅、單純幸福的感受。這種感受往往會讓你的身體更加放鬆。

因此，現在你完成了翻白眼的練習，也能輕鬆地深呼吸。你感覺頸部與胸部深沉放鬆、肌肉不再緊繃，你的心智也充分意識到你的呼吸及其內在的控制感。

現在，嘗試以下兩種簡單的視覺化想像。

視覺化想像之一

你穿著泳裝，舒服地沿著海灘漫步。你從未來過這處海灘，海灘的形狀是一輪近乎完美的新月；海灘上的沙子純淨細緻已極，宛如離岸沙洲盡頭的沙粒，觸感清涼而柔細。海灘的顏色是一種細緻的沙色，你或許曾經看過的一種柔和的淡粉色。

從沙灘向外望去，你看到的海水清澈得驚人。低頭看水底排列整齊的沙子，形成了山峰與山谷的縮影，宛如一幅完美逼真的單色山水畫；海浪輕聲地翻滾著，拍岸時發出令人愉悅的清脆聲響。浪花徐緩而均勻，在浪潮中水平地流動，頂端形成清晰的起伏線條，充滿活力的環狀看起來就像是康丁斯基（Kandinsky）畫作的輪廓。

你是否感到更放鬆了些？請繼續你的漫步。沙子鬆軟而涼爽，讓你的腳趾頭碰觸沙地時感覺很癢。當陽光掠過浪潮，你凝視了一會兒光影的變化。在下方，水底突然變成明亮的粉紅色，沙子則形成了純淨的色彩。

沿著海岸線漫步讓人愉悅極了。曲折環繞的沙灘輕柔地延伸為翻滾的浪花，海水著實誘人，你安靜而不費力地滑進浪花中。當你涉水走進令人心曠神怡的輕柔海水，冒著泡沫的涼意衝擊著你的小腿。看著下方的沙子，你看到自己的雙腿像是在溢滿明亮白光的透明液體中翻滾著。

如果你想冒點險，不妨低頭潛入水下；當你張開雙眼時，波浪般的光線在沙灘上閃爍不已，彷彿太陽逕直來探索水底的世界。你看著這閃爍的光芒好一會兒，純粹的光影曲線。

然後，你望向左方，看見某個顏色鮮豔的事物；宛如水銀般游動的小魚猛地游入了你的視野範圍，但在真正映入你的眼簾之前，牠們迅速地逃走了。

你快速地轉過頭來，現在，牠們就在你的前方；你看到牠們正隨著悠緩的水流擺動著身軀，盯著你看，注視著你這位新來乍到的訪客。現在，牠們緩慢而友善地靠近你；你看著牠們的鰭慵懶地輕拂過身側，魚嘴的小凹口就在看起來充滿驚奇、寬闊而帶著金色斑點的眼睛下方。你注意到牠們身上奇特而引人注目的色彩：紅、黃、藍、綠，全都明豔而飽滿。

波光粼粼地蕩漾在牠們的身側與背上，當牠們慵懶地優游於你前方時，牠們的鰭不時閃爍著光芒。你可以向這些魚兒點頭致意，藉此來結束你的第一次視覺化想像，然後緩慢地讓自己朝岸邊漂去。

如果海灘不適合你，試試下一個腳本。

視覺化想像之二

你無法如願地集中注意力，許多事情在你的腦海裡打轉，讓你有大半天的時間都在為這些事情憂心忡忡。此時，度假的想法似乎距離你的想像太遙遠了；現在，毋須擔憂工作、孩子、另一半、父母的幾分鐘獨處時間，對你來說才像是真正的假期。當你從你的工作空間往外看時，你最好的景色是一條辦公室的長廊，長廊上鋪著一塊看起來毫無特色的灰色地毯；那是之前公司某位決策者的決定，認為這樣看起來很專業。但你會用來形容它的字是，墨守成規。拜託，他們可以把這個辦公空間當成恐怖電影的場景了。

你往外走到這條長廊上。它空蕩蕩的，但是深具吸引力。沒有其他人在這裡。

你決定要做一件多年來不曾做過的事：你要在空中做後空翻。

你已經好一段時間沒做過了，所以你花了點時間開始。首先，你將雙手放在地上，雙腿收攏在身後；隨即，你感覺自己的腿往上踢出，彈跳的力量讓你大吃一驚。不到一秒鐘時間，你就飛躍過長廊，移動得如此之快，以至於你懷疑自己如何能用雙腳著地。但是，你成功著陸了，而且站得筆直，幾乎沒有搖晃不穩。

你做到了，你感覺自己強壯而柔軟，已經完全準備好了。

這真是太好玩了，於是你又做了一次後空翻，然後再一次。很快地，你彈跳過整個長廊；後空翻是如此簡單，你一點也不想停下來。你挑戰自己去踢得愈來愈高、飛得愈來愈高、停在空中愈來愈久；遺憾的是，長廊的盡頭已出現在你眼前，於是你放慢了速度，告一段落並回頭看。

你感覺身體強壯，精神為之一振；當你睜開雙眼時，心裡覺得自己宛如一名體操選手。

視覺化想像之三

這是個好機會可以進行你自己的視覺化想像。閉上雙眼，來到一個你很想去的、人跡罕至的自然所在；當你抵達時，隨即展開一趟你所知的最迷人旅行。你可以徒步攀越山林，沿著光滑的黑色海灘蜿蜒前進；或是在廣浩的蒼穹之下，漫步穿越氣味清新的成熟穀物田野。展開你的旅程，看看你能去到哪裡。

利用自我催眠入睡

醫生們的一生當中，有一大段時間都睡得很少。所以，當他們真的有時間睡覺時，會希望能睡得好。

這些年來，我發現我的許多同僚，即便是那些非常想睡的人，都不認為他們可以在床上利用自我催眠入睡；有些人只靠呼吸、專注在諸如平靜或睡著之類的字詞上就能入睡，有些人則偏好利用各種不同的自我意象來引導自己入睡。

在快速動眼期的睡眠中，大腦的不同部位會開啟與關閉，被激活與鈍化的不同系統，與意識清醒時運作的系統截然不同。其中一點就是，大部分的頂葉（parietal lobe）部位被關閉了，其中包括了讓你得知自己所在位置（你的身體在三維空間中的定位）的大腦部位。

讓你的位置感停止運作，會產生相當奇特的結果。以下就是一個例子。

在夢中的你，正在家裡跟一個朋友聊天，下一刻你還在說著話呢，突然就置身於蒙特婁（Montreal），聊天的對象變成了另一個人。

你對於自己如何從家裡來到蒙特婁毫無頭緒，不知道是什麼交通工具把你載到那裡去，或甚至為什麼帶你去；然而，這對你來說似乎完全無關緊要。你可以毫不費力地環遊世界，就像小說家寫自己的故事般的輕鬆自如，一切都感覺如此自然。

睡眠中的位置感停止運作的另一個影響，令我們之中有將近百分之九十九的人會在夢中飛行。這些常見的飛行夢境，現在可以被用來作為切入點，讓我們得以想像這些能幫助自己快速入睡的意象。

我睡前會演練的做法之一就是在我的背部或側身滾到床墊上時，即開始進行這樣的視覺化想像；我的朋友們也會這麼做。在我等待入睡時，我會集中注意力去想像自己飄浮了起來。

有時候，我想像自己飄浮在床墊上方幾英寸處，彷彿有某種反重力的裝置使我保持著飄浮的狀態。我感覺空氣夢幻般的蜿蜒、環繞著我的身體，讓我冷卻、平靜下來。不知怎的，這股流動的空氣是我躺過最舒適、愜意的睡墊了；如果沒能迅速入睡，我就會設法飄浮得再高一些，大約距離天花板兩英尺的高度。那之後的事我就記不得了，因為我已經酣然入睡。若是入睡之後我做了夢，夢境有時候就會跟飛行有關。

我有許多同僚樂於影響自己的夢境內容，他們往往會在睡前想像飛行；有時候，他們的移動方式彷彿置身於滑翔翼上。有些人會試著伸出他們的雙臂與雙腿飛行，有點像是超人，只是少了對氪石（kryptonite）或雷克斯・路瑟（Lex Luther）的恐懼；他們看到自己飛越陸地、上下盤旋、從斜側邊或向後倒退飛行、加速前進、或是往下滑行並俯瞰下方的事物。

有些人會想像自己正飛越阿爾卑斯山或落磯山脈，對垂直的冰雪峭壁與光禿的藍白冰川揮手致意；有些人則感覺到一陣狂風吹來，突然身體被抬高了，彷彿懸掛式滑翔翼遇上一股急劇的上升氣流。有些人甚至像電影《紅氣球》（The Red Balloon）中的人物，在巴黎附近雀躍嬉戲，鳥瞰他們想去欣賞以及感受的一切。

通常來說，飛行的視覺化想像是入睡的好方法，也可以愉快地改變你的夢境。

第13天：心理休息技巧之二——專注觀看（focusing the eye）

身體休息將你的心智專注在身體上，心理休息則是藉由專注於身體以外的要素，讓你獲得修復以及心理上的休息。透過自我催眠，你現在已經學會一種輕鬆專注的方法，幾乎可以應用在任何心理意象上。

你的許多意象都是自行生成的，你做你想做的事、去你想去的地方；然而，心理休息所增強的平靜、活力、警醒感，也可以藉由專注於周遭環境而迅速獲得。

問題在於，周遭環境中的事物太多了，往往多到讓人無法專注；專注在整個世界只會把人淹沒，即便只是欣賞周遭廣袤的事物，也往往會讓人雀躍不已。當你進行到靈性休息的第四項技巧——思考如是的本質（contemplating suchness）——你就會知道該怎麼做。

但首先，專注在某件特定、可行的小物上會比較容易；對我們許多人來說，最好從挑選出某個自然界的事物來開始。

專注於大自然

我們大多數人都能看見或觀察到樹木或植物。從我辦公室的窗戶看出去，遠方有幾株隨風搖曳的棕櫚樹，所以我通常會專注在其中一株的一片葉子上。若是在北方，橡樹與楓樹的枝椏會是比較容易找到、可以專注於其上的物體。

首先，觀察這片葉子或枝椏就好。專注地看著它，保持二十秒的注意力；剛開始，你可能不覺得二十秒很久，但你若是真的很專注，幾秒鐘的時間也會讓你感覺很久。

你或許曾經看過那片葉子或枝椏，但馬上就移開了視線，因為你並沒有看到什麼讓你真正感興趣。但是，請你緩慢而仔細地再看一次，並對你所見的事物進行分類，從這一點開始：它是什麼顏色？整體的顏色是否均勻一致？有黃綠色或棕綠色的成分在內嗎？如果枝椏上有葉子，這些葉子有多長？你會如何描述它們的形狀？大小？共有幾片呢？

接下來，如果有風，觀察你的枝椏或葉子如何運動。是否每片葉子都隨著微風朝同一個方向、還是分別朝不同方向飛舞？樹葉的運動是否協調一致，在微風中呈波浪般起伏？它們在空中的運動是忽動忽停、斷斷續續的，還是僵硬的，抑或是流暢平穩的？完成你的分類工作後，試著將這片葉子或枝椏視為一個整體，別試圖用文字或數學測量的長度單位去描述它，只要試著將它視為一個整體就好。你能否在心智中完全捕捉到它的一切？又或者，你必須將它區分成文字或單獨的意象，然後才能組合成一幅完整的圖像？

看一下你的手錶或手機。你盯著那片葉子看了多久？這段時間，你有把其他的事情拋諸腦後嗎？

你的大腦正在做什麼

當你剛開始觀察你的葉子時，你所做的是對它進行分類、研究、分析，運用文字、數學、與記憶中的其他意象來進行比較。對大腦來說，這項過程活躍得驚人，你正在激活視覺皮層、運動與測量感、以及你所見過並得知的許多植物記憶庫。儘管大腦此時極為活躍，你自己卻感覺更加放鬆並獲得更深層的休息。

這是因為，你只想著一件事，你很專注。你沒有想到最近一期電話帳單上高得離譜的費用、上下班漫長的通勤時間、或是你的孩子為什麼不練習那把你得縮衣節食才能買給她的樂器。沒有任何事情來分散你的注意。即便你分了心，你也能很快地回到觀看葉子的這件事上。現在，你正在集中心神、使專注力變得敏銳，並且專注在自然界中一個極其微小的部分上。

光是專注，就能讓你隨著時間一分一秒地過去而看到愈來愈多的事物。你對這世界愈是觀察入微，你看到的就愈多。專注在你的感知能力上，就像是一種學習的方式，會強化大腦中的不同連結；之後，這種被增強的感知能力將使你一生受用。

這種更加完整的專注感，能讓你掙脫那些隨意出現的念頭與想法，讓你更能控制自己的心智。接著，當你試著只去純粹欣賞眼前的一切，進一步的變化發生了。

當你只是看著這片葉子而不做他想時，你並未試圖藉由語言去描述、定義它，這時，你的大腦會轉換成另一種截然不同的模式，不再進行分類、而是進入沉思。你可以感受到一股內在的安寧與平靜，並且得到了充分的休息。

但是當你從觀察轉變成沉思時，結果並非總是如此；對許多人來說，觀看這項舉動很快就會變得有趣而令人興奮，因為他們會開始注意到這株植物所有的運動，感受到它在空間中的不同型態。觀察一陣子之後，他們甚至能感受到這些運動是怎麼一回事。

有時候人們告訴我，他們會試著去想像自己就是那片葉子，而不只是去觀察它；他們能感受到微風、溫度、光影的變化、甚至空氣的味道。在十秒、二十秒、或三十秒的這段時間內，他們脫離了原本的自己，並且從一個完全獨立、安適的觀察位置來看待這世界。有些人會開始感受到自己屬於一個更為廣袤的宇宙，涉及了我們稱之為靈性的感受。而且，他們是帶著好玩的心念，迅速而簡單地做到了這一點；沒錯，你會想要讓休息成為一種非常積極的樂趣。

專注觀看哪裡

你可以專注在任何生物或者你喜愛的意象上，但是，從你確實有機會看到的某個自然存在或物體開始，會比較容易。

如果你被困在一個沒有窗戶的辦公室裡，可以利用一張照片——拍攝了你覺得很美的事物。然而，能專注在某件當下就是自然的物體上是最好的方式。任何生物都能讓視覺感興趣，雖然我們最好從能讓視覺保持穩定的事物開始；你的狗可能很吸引人，但是，能待在一個地方固定不動的植物更好。你桌上的一盆蘭花、或是一小盆像是仙人掌或翡翠木之類的盆栽植物，只要有光源，就能隨時進行專注觀看。

何時專注觀看

練習有助於讓大多數的技能越發熟練，這句話當然也適用於多種的心理休息技巧。如果可以的話，最好每天練習最少兩到三次；這些嘗試所需要的時間，每次是二十到三十秒。剛開始，即便是如此短暫的時間，可能也會讓你感覺很久；之後，隨著你的練習次數增加，你可能會開始感覺時間似乎稍縱即逝。

當你達到這樣的境界時，不妨大大地讚美自己一番。這意味著對你來說，專注已成為一種心流體驗，一項你可以用自己的心智來創造挑戰的技巧，讓你能控制自己對世界的體驗與感受；感受那樣的心流體驗，可以把最無聊的一天變得有趣而愉快。

如果你幾乎沒有時間做專注觀看的練習，試著在用餐前後快速地看一眼大自然。如果專注觀看開始影響到你其他的感官，也別感到驚訝；你的視覺變得越發敏銳，你的聽覺或味覺也可能跟著變得越發敏銳。你可以做的不僅僅是品嚐一頓美食，你還可以聞嗅它、觀賞它、感受食物質地的變化，直到整個體驗感受變得強烈而豐富。這就是練習專注能幫助你做到的事。

第14天：心理休息技巧之三——跟著音樂走（walking to music）

串流音樂如此受歡迎是有原因的，因為我們熱愛傾聽音樂，也熱愛跟著音樂擺動。孩子們只要有機會，幾乎所有的歌曲都可以讓他們跟著擺動，而且是一群孩子一起擺動。人類會成群結隊地跟著音樂擺動，看看胡士托音樂節（Woodstock）、任何大型的搖滾音樂會或狂歡舞會就好。根據奧利佛・薩克斯（Oliver Sacks）在他的《腦袋裝了2000齣歌劇的人》（Musicophilia）一書中所述，其他物種並非如此；牠們會跟著音樂移動，但只是單獨行動，而非成群結隊地一起行動。我們的身體與靈魂有其節奏，這種有節奏的運動會與他人產生共鳴。

走路也是一種我們喜愛的、有節奏的活動，對許多人來說，走路是一門藝術。現在，你可以開始讓走路宛如音樂般美妙。

如何跟著音樂走

你可以用音樂播放器、手機、或是任何播放音樂的電子裝置。然而，只用你自己的腦袋也一樣有趣，而且更有彈性。

我們大多數人都會聽到腦海裡播放的音樂，而且大部分時候皆是如此。或許我們會用腦海中播放的音樂來調整我們的心緒，更常見的情況是，藉由那些音樂來追蹤我們的心情。

要開始練習跟著音樂走，先選好兩首你喜愛的曲調或旋律，一首快、一首慢。在你的腦海中分別傾聽這兩首曲子至少二十秒鐘。

現在，找出一個你很想去散步的地方，可能是一座花園、一條滿布光鮮亮麗店面的街道、或是城市中心的一座公園。然而，如果你跟我們許多人一樣，這個地方可能無法如此美好而令人愉快，我們只能找到像是停車場或是辦公室的走廊，可以兼作重拍電影《鬼店》（The Shining）的某個場景。要跟著音樂走，你需要若干空間，但出乎意料的是，這個空間並不需要太大。

專注在快節奏的曲調上。接著，傾聽幾種樂器在彈奏它、或是不同的聲音在演唱它；現在，跟著它的節拍走。

首先，走直線。如果這時你剛好遇到同事或主管，可以適度地跟他們點頭致意，但專注在那首旋律上，繼續跟著它的節拍走。

跟著這首快節奏的曲調走二十秒鐘，接下來，轉身。

這一次，跟著慢節奏的曲調走。你的小腿與大腿肌肉可能會感覺很怪，但不妨試試，配合你腦海中歌曲的節拍來移動。我們大多數人都有一種自然的步行節奏，當你跟別人走在一起時，就會意識到這一點。在你腦海中播放的音樂，尤其是緩慢的旋律，可能無法配合你自然的步行節奏。

不管怎樣，還是跟著那首歌的節奏走。傾聽它，並感受它就在你的胸膛、大腿、小腿、腳踝之中；讓你的肩膀也隨著節拍，有節奏地擺動。

當你這麼走著時，你會開始明白，從A點走到B點這件事，為我們最自然的共同動作創造了一個極好的機會。人體是一部行走的機器，我們走過沙漠、高山、平原、台地，甚至北極；我們幾乎走遍了地球上每一片大陸。我們過去如此，未來也將繼續走向我們的食物、我們的家、以及我們所愛的人。

但是，當你跟著音樂走時，你所做的不只是走路而已，更是專注在節奏、韻律、歌曲上。如此一來，走路的動作就變成像是在跳舞了。

你跟著快節奏的音樂走二十秒，然後跟著慢節奏的旋律走二十秒。注意你的肌肉有什麼不一樣的感覺。

現在，傾聽不同的旋律。這些旋律讓你有什麼樣的心情？快樂？悲傷？傻氣？興高采烈？

當你走路時，你可以感受到自己的這些情緒。就像使用音樂播放器一樣，你也可以在腦海裡選擇曲調、節奏、以及心情。

下次你跟著音樂走時，選擇兩首曲調，一首快樂、一首悲傷。配合兩首曲調的節拍行走，注意你跟著每首歌走的時候有什麼樣的感受。

你的肌肉感覺相同嗎？當你跟著快樂的歌走時，肩膀擺動的幅度是否較大呢？而當曲調是悲傷的，你是否感覺動作綁手綁腳？

如果你有這樣的感覺，那麼你就會認識到，你的意識至少有部分是在你自己的控制下；當你跟著音樂走，在短短片刻當中，你就能感受到音樂、拍子、節奏、情感、以及這些帶給你身體的改變——全都快速而簡單地驚人。現在，你不只可以把走路當成是一種實用的旅行方式，還可以開始把它當成是一場冒險般去感受，一場可以讓你得到充分休息的冒險。藉由發掘你的自然節奏——反映身體與生俱來的交流模式——音樂就能讓心智感受修復並提升能力，讓你得以去完成更多想去做、或必須去做的事。光是移動身體這件事，就能讓心智得到休息。

在何時可以跟著音樂走

嘗試在一天的開始與即將結束時跟著音樂走，是個好主意；如此一來，音樂與運動就可以猶如書架兩端的書擋，作為你這一天清醒時分的開頭與結尾。

但有時候，你無法享有這項奢侈品。所以，當這一天很緊繃，你發現你的工作既辛苦、壓力又大時，不妨花一、兩分鐘在走廊上走一走。如果為了合乎情理，你必須走到某個目的地才行，那麼就去趟洗手間，或者在上下樓梯時跟著音樂走。

當你需要快速提升能量時，跟著快節奏、曲調快樂的音樂走一分鐘，或者（如果你有時間）兩、三分鐘；跟著音樂快步走，是幾項可以讓你快速前進的「強力充電」技巧（將於第八章〈工作休息〉中說明）之中的第一項。許多這些技巧都會激活大腦中能喚起愉悅感的區域，增加所謂大腦獎勵迴路（reward circuit）的多巴胺。

午餐時間也是跟著音樂走的好機會。如果你與他人同行，請確保這個人可以包容你短暫的注意力不集中，或者你可以向對方解釋，你需要花一點點時間來思考事情。

在哪裡可以跟著音樂走

大部分心理休息的技巧，幾乎都能讓你運用在任何地方，在廚房、客廳，你都可以跟著音樂走；或者在走路回家的路上，你也可以有節奏地走過公寓大樓的停車場。

跟著音樂走不會花你太多時間，你只要這麼做一分鐘，就能享受到顯著而有效的好處；如果你願意，當然可以花更多時間去做。

跟著音樂走，會讓音樂感覺更像是你的一部分，你可以隨時隨地這麼做，享受音樂在你的腦海並貫穿你全身的感覺與樂趣。

第15天：心理休息技巧之四、五——塞拔耳朵（ear popping）與花園漫步（garden walk）

當我還小時，我記得有一部根據熱門舞台劇改編的電影，片名叫《讓世界停下：我想離開》（Stop the World: I Want to Get Off），這部電影的票房慘敗，然而今天，我卻愈來愈常聽到這句話。

我們很難離開這世界，去問任何一個太空人就知道。有些富豪花了數百萬美元、並接受了某些可能會把專業運動員嚇跑的測試與體能訓練之後，在國際太空站（International Space Station）待上一段時間。其中的一位，企業家理查・蓋瑞特（Richard Garriott）在二〇〇九年時告訴《時代》（Time）雜誌，身為太空人之子，他以為當一名太空人是他可以輕易做到的一件事；因此，當十幾歲的他被告知，不良的視力將使他「永遠」無法成為一名美國太空人時，他大吃一驚。蓋瑞特於是決定，他一定要上太空；據報導，他支付了三千萬美元搭乘一艘俄國太空船，抵達了國際太空站。

然而，我的建議是，無論事態變得多麼艱難，你都不需要跳出這個星球，你只需要一個重新設定鍵，而且最好是在任何地方都可以使用。如果你處於紛亂的工作狀態或是混亂的家庭氛圍中，你或許需要停下來評估一下；如果你被不友善的親戚、瘋狂的鄰居、或是準備開戰的執行長所包圍，那麼，你可能只有幾秒鐘時間來按下那個重新設定鍵。

在壓力很大時，你也需要一個可以重新設定、讓自己獲得充分休息的快速鍵。塞拔耳朵可以解決這個問題。藉由停下並突然重啟大腦的感知裝置，塞拔耳朵可以迅速地提供你一個讓事情慢下來、並重新審視它們的方法。

塞拔耳朵

有時候，你必須淹沒所有的噪音。運用塞拔耳朵的方法，你只需要將兩根食指放進耳朵、深到足以阻止外界噪音的進入即可。如果你有時間，把食指放在耳朵裡十秒鐘；如果沒有時間，五秒鐘就好。如果你此時閉上雙眼也不會惹來旁人異樣的目光，就請把雙眼閉上。

首先，聆聽那樣的寂靜。有些人第一次嘗試塞拔耳朵時，會聽到一種深沉的轟隆聲；有些人則可能會聽到自己的心跳聲。這兩種經驗都很正常。不過，你真正該專注的是逐漸變小的聲音，也就是逐漸變小的噪音。如果可以的話，專注傾聽無聲。

五或十秒鐘之後（你可能會感覺過了更久），將塞在耳朵裡的食指很快地拔出來，好像拔瓶塞一樣發出「啵」的一聲。

現在，睜開眼睛。環顧四周。

首先，專注於當下的視覺感知。你在哪裡？你看見什麼顏色？這些顏色是深是淺、固定不動、豐盈飽滿嗎？還是如泡沫般、充滿了光？依次注意每一種顏色——綠、藍、白，在你周遭最顯著的色彩。注意房間裡的光，是來自窗外還是人工照明？它的色彩、強度、亮度如何？

如果你在室內，環顧四周，看看周遭物體的形狀。它們的形狀如何？你視野中的這些物體，是方形、圓形、還是矩形？是椅子、桌子、書桌、檯燈嗎？

接著，專注在聲音上。你聽到什麼？有幾種不同的聲音？你能分辨出這些聲音是從哪裡來的嗎？有幾種聲音是來自附近？有幾種是來自遠處的聲響？

最後，注意房間裡的人。試著去感覺他們的存在，而不只是專注在他們的視覺外觀。他們為什麼會在那裡？他們的動機為何？你是否對他們的待辦事項與目的略有所知？

注意你周遭環境中的這一切，或許最多只會花上你幾秒鐘或一分鐘的時間；但在這短短的時間裡，你重新設定了你的感知，你可以更完整地關注你周遭的事物。

你可以對周遭事物提出許多不同的問題，而答案幾乎瞬間就會浮現。大腦運行如飛，一旦你恰當地提出正確的問題，它就會以驚人的速度給出答案。

藉著塞拔耳朵的技巧，你大幅縮減了大腦運作所需要的時間。只要幾秒鐘，你就能洞察這一切：你在哪裡、在做什麼、注意到周遭事物以及你自己的狀況；只要多加練習，你就能利用這項技巧極為快速並有效地進行重新設定。沒錯，在某些社交場合或情境下，運用這項技巧可能會看起來很奇怪；這時你不妨告訴那些詢問你在做什麼的人，你只是在清理你的耳朵。這也是實情，因為塞拔耳朵的確會讓你把耳垢從耳道中帶出來。除非你真的想跟對方解釋清楚，否則你沒有必要告訴任何人，你也同時清理了你的腦袋。

有許多方法可以重新設定你當下的感知。禪宗的大師們可能會掌摑侍僧，迫使他們專注於當下——永恆的當下——所發生的事。但你可以用更愉快的方式來重新設定自己。

塞拔耳朵之後，世界看起來應該更明亮、清晰了些，大腦也察知到你正專注在它以及它看待世界的方式上。一旦你的感知被重新設定，就更容易將其他可讓你得到休息與修復的技巧結合了。

花園漫步

好些宗教的典籍都提到，人們對天堂的第一個印象就是花園。正如中國人所說，自然崇高深玄，無以名之；要感受大自然的神奇與美妙，你不需要一座真正的花園也能做到。

要找到一座讓心智得以暫歇的花園，你只需要找到來自大自然的某件物事即可。一旦你找到了屬於你的這一小片大自然的世界，只需花片刻時間來觀察它，就能讓你獲得心理的休息。

許多人告訴我，他們如何在工作或甚至在旅行時，錯失了接觸大自然的機會。有時候，你需要將零星、片斷的大自然帶到你身邊，但若是能親身探訪大自然，必然會是一種特別的經驗。

找到一座花園

有時候，想找到一座花園，你只需抬頭往上看。

在我居住的公寓樓對街，矗立著現代都市生活的必需品——電線與電線桿，靜止不動又無所不在，許多人根本不會注意到它們的存在；如果這些人被要求畫出這條街道的風景或外觀，十之八九都會忽略掉這些物事。

我並沒花太多時間去看這些電線桿，只有當自然的不速之客棲息在上頭時，才會去注意到它們。對街的拋光鋼電燈，往往是鶚（魚鷹）的自然休息站點；牠們高踞頂端，從軀體中央均勻地往兩側展開棕白色的翅膀，往下俯瞰並尋找獵物，發出響亮的叫聲來給牠們的伴侶打信號。

空氣鳳梨（tillandsia bromeliads）的小圓球是映入眼簾的陌生事物，它們偶爾會依附在附近大街電線桿的電線上，灰綠的小小細絲，看起來就像某種電子生物的有機版本，彷彿是從科幻電影中被移置此處的小角色，因為位置的奇特而更顯怪異。看到一團雜亂纏繞的灰綠球體在高處的裸露電線上欣欣向榮地成長，真是一幅怪異的景象。

沒有任何泥土、灰塵、顯而易見的食物型態。那個東西怎能在那裡活下去呢？它能存活，是因為它是一種附生植物。附生植物能依附於其他建築物上，僅以經由空氣傳播的水與營養維生。所以現在你知道了，以空氣為生的不只是流浪漢、荒唐藝術家、以及金融騙子。

大自然幾乎隨處可見。除非你是在半導體製造廠工作，否則，你很難完全杜絕自然生物的存在。

事實上，你可以把它們帶入室內。

走向花園

當你把花園想成是有自然事物可以觀看的任何所在，那麼，找到一座花園這項任務就變得簡單多了。地衣經常出現在完全無生命的岩石頂端，叢生的野草有時會從辦公大樓硬化的磚砌表面探出頭來；就算我們用盡全力，也無法撲滅大自然旺盛的生命力。

走路可以是一種與生俱來、有益休息的活動，你會看到，它也可以作為一種有關挑戰、技巧、以及讓時間暫停的愉悅心流活動。

光是走到戶外觀賞大自然，就能讓你迅速獲得心理休息。二〇〇七年在英國艾塞克斯大學（Essex University）進行的社會心理實驗即指出，在大自然中散步遠比在城市的購物中心散步更能改善心情。或許是出於進化的原因，我們樂於觀賞綠色的事物；幸運的是，即便在「貧瘠」的城市景觀中，也有數十種不同形式的植物存在。

其中有許多種植物看起來都很無趣，除非你真正開始去留意它們；譬如在美國隨處可見的草坪，你會常去仔細觀察它們嗎？

光是草坪上的綠草就有數十種各個不同的種類，結構、顏色、聚集形式各異；有新英格蘭鄉村田野的磷光綠，也有佛羅里達州羊毛般草坪的淡棕綠。各種被視為雜草的綠草品種，遍布了美國各地。

如果你走過某個房子，可能會看到一座未經規劃的花園，長滿了許多不同類型的植物。這一次，不妨花點時間仔細觀察一個這樣的所在；試著去留意一個你以前從未仔細觀察的地方，注意它的結構與多樣性，以及成長模式與生俱來的節奏。

如果你可以看出這些讓生命成為可能的模式，你通常會注意到某些美麗的事物。很大程度的生物藝術都是以我們不常見的規模或比例形成，但幾乎所有生物都有奇妙非凡、視覺上令人嘆為觀止的結構。這也是藝術的樂趣之一。由純熟的中國或日本書法家創作出來的圖案所表達的漢字，傳達的或許是再平凡不過的訊息，但漢字本身的字形，卻會讓讀者想起鵝的飛行、海浪的流動、或是鳥兒從空中俯衝而下。大約一千八百年前，中國的藝術評論家開始大力頌揚這種自然主義的書法。即便是羅斯科（Rothko）或波洛克（Pollock）的抽象畫，據稱是他們個人無意識層面的呈現，也往往強烈地讓人們聯想起自然的圖案與色彩。

如果你無法外出，可以在家中或工作場所尋找大自然的蹤跡。你可以不須事先通知、堂而皇之地去參觀你同事的翡翠木或仙人掌，觸碰那光滑的小葉子、感受蠟質的外膜，以及光可鑑人且防水的表層葉面。如果你的同事們中沒有人養植物，你可以自己帶一盆去。

別擔心養死你的植物，有些仙人掌還真的很難被養死。我是一個慣性忽視植物的人，但我小辦公室裡的仙人掌，仍以偶爾勉強給予的吝惜澆灌，設法度過了十幾個寒冬。

如果你有一個宜人的角落辦公室，往外看。即使只花十五秒鐘看一朵雲，都能讓你感受到它充滿生氣的運動，以及它的容積、三維深度。如果你在微風輕拂的日子看雲，你會發現雲朵就像是有了生命；它們應該是鮮活的沒錯，最近的看法是，部分的雲朵是由宇宙射線形成的。只要看著雲朵的變化就好。街道上的遮蔭樹也可以隨著每一朵飄過的雲而改變它們反射光影的模式。

你也可以隨身攜帶已經沒有生命的自然物事。在極為關注大自然的文化當中，自然的點點滴滴都會被帶到室內，藉以提醒人們季節的更迭。日本人與芬蘭人有時會把小草葉、花朵、或是樹枝帶到他們的工作場所與家中，這些物事會讓他們想起存在於自己置身之處的室內外、完整而浩瀚的大自然。

走路是有節奏的，而且會讓人自然而然地放鬆，當目的地明確時更是如此；一場短短的冒險，就是找些活生生的或是其他的自然物事，然後將它放在一個只有你知道的地方。藝術家往往會玩一個類似的遊戲，把一小幅畫作或素描掛在某個奇特或隱蔽的公共空間中。你也可以把你的自然物事放在某片草坪上、樓梯間、或是某人辦公室的書架上，然後時不時去探視這個物事，看看它是否還在你原本置放的位置；有時候，它會移動。如果它移動了，看看你能否把它放到別的地方。然後，你也可以跟某個人——同樣喜愛關注這個你所創造出來的、共同的自然環境——就這個話題進行交流。

走入花園發現新事物

有一座真正的花園可以參觀時，走向花園的小小樂趣就被大大地提升了。即使是在城市的水泥峽谷深處，都可能找到一座公園。

盡可能地走向它們，往往家庭或工作上五到十分鐘的暫歇就已足夠。當你走向它們時，看看周遭，注意你身邊所有各種不同的生命。

在你走到花園之前，先想像它今天看起來的模樣；從你上次去過之後，有什麼改變嗎？

應該會有改變。大自然，包括你的身體在內，會循環往復地不斷改變；季節、溫度、光線、以及人類等動物的掠奪與破壞，都會改變我們所看到的一切。許多園丁都熱愛看著植物成長。

當你走入花園時，目光所及之處都會發現新的事物。當你移動時，緩慢地深呼吸，訓練你的眼、耳、鼻去注意周遭的事物。凝視綠色植物本身，就是一種有益心智的休息；觀看大自然日復一日、週復一週的變化，就能賦予心智活力與生氣。

走入大自然，讓每天的日常生活感覺不再那麼平常而毫無變化。英國所進行的幾項不同研究皆指出，居住在綠色空間附近的人更長壽。這有時可歸因於人們走路與運動的能力增強，社群與社交休息的意識也隨之提升；這將是下一章的主題。伴隨著走入戶外大自然而獲得的心理休息，可以讓我們受益良多。

總結

生命有其節奏與音樂的本質，休息也是如此。

心理休息讓你得以運用身心去專注於你周遭的世界，你可以隨時隨地、迅速而輕易地進行心理休息。心理休息的主要限制是你的想像力，但是當你練習了不同的心理休息技巧，你的想像力也會隨之提升。

從本章中你學到了：

- **自我催眠**

- **專注觀看**
- **跟著音樂走**
- **塞拔耳朵**
- **花園漫步**

現在，你認識了這些心理休息的技巧、也知道該如何進行，你就可以隨時利用這些技巧了。你不必全部用上，但你可以持續地在不同環境中試驗它們，並獲得驚人的快速成效。

心理休息讓你得以放鬆身心，與周遭世界建立起連結，並且感受自己是大自然的一分子。心理休息還可以降低你的血壓、訓練你的眼睛，使你在最陌生、壓力最大的環境下也能感受到喜悅的迸發。當你周遭毫無任何平靜可言時，你也可以用心理休息的技巧來讓自己平靜下來並重新設定自己；在你原本打算放棄的情況下，重獲同理心與使命感。

將許多不同的休息方式結合起來的威力，更是強大無比。

chapter 5 社交休息

我們是社會性的動物，透過我們的社會連結來生活並生存。社交休息的力量可以鞏固、保護、娛樂我們，並且賦予我們目標與意義。不同形式的社交休息，在讓我們保持健康這方面往往助益甚大，甚至可以救我們一命。

我們的社會互連性（social interconnectedness）無所不在。地球上有將近七十億人口，在德里的月光集市（Chandni Chowk）或是九龍街道等處的居民多如螻蟻，外來者絕對無法想像，這些地方哪來足夠的空間可以容納這麼多的人。

而且，我們人類的社會化程度愈來愈高。世界正趨向城市化，人與人之間的連結也變得越發緊密。至少以我們地球的範圍來說，距離對於訊息溝通與人際交流的影響已不若以往之鉅。現在，你在英國的劍橋或在中國的大同（Datong）都能看到相同的哈佛講座視頻；或者在任何有人居住的大陸上，你都可以與你那出現在超大顯示螢幕上的同事進行即時的交談。

為什麼人類如此樂於群居？因為人類的構造天生就是如此。社會互連性不只是我們眾多優勢的其中一項，更是我們大腦結構的一部分。

如果你仍然對社交休息略感困惑不解，可以先進行下列的簡單測試：

1. 下列何者有助於社交休息？

a. 社會整合（social integration）。

b. 社會支持。

c. 付出與分享。

d. 以上皆是。

2. 你擁有的社會連結愈多，就能活得愈久。

對　錯

3. 壓力反應似乎可以藉由社會支持，得到生理機能方面的調解。

對　錯

4. 社會連結必須要長久而深入，才能在生理機能上有所助益。

對　錯

5. 社會支持可以幾乎不花任何時間做到，也可以持續一生。

對　錯

6. 社交休息將心理休息排除在外。

對　錯

7. 我與朋友相處的方式會影響我是否將死於心臟病發。

對　　錯

8. 我的朋友會影響我能否戰勝癌症。

對　　錯

9. 社會支持與下列何者一樣，對生存有幫助：

a. 避免吸菸。

b. 控制體重正常不肥胖。

c. 控制血壓正常不飆高。

d. 以上皆是。

答案：1. d；2.對；3.對；4.錯；5.對；6.錯；7.對；8.對；9. d。

我經常跟那些接近生命盡頭的人對談，他們常會談論到他們的假期；有些人會談到他們的財富跟社會地位，還有許多人會談到他們的工作。然而，大多數人最常談到、也最看重的是什麼？就是他們的關係，包括關心他們的人，以及他們關心掛念的人。

我們的社會連結是如此之深，以至於有時候甚至會讓人有些毛骨悚然。譬如人們才拿起電話要打，卻發現他們正打算聯絡的那個人，剛好打來給他們。這種情況著實不勝枚舉。許多人都能覺察到他人的感受、心態、以及性格，這樣的念頭往往會在對方在場時浮現，但有時候，即便與對方相隔兩地時也會出現。

多年前，我的一個朋友談到一件怪事。當時他對一位表親的強烈憂心猛然襲上他的心頭，他知道，當下一定有不好的事情發生在這個人身上。

他已經多年沒跟這位表親說過話，跟對方完全不親近也不熟悉。但在他的內心深處，他就是知道，事情真的很不對勁。

我的朋友打了他表親的電話，他沒回應，於是他的家人出去找他，才發現他在他車子的底盤下幹活，但底盤的支撐物倒塌了下來，把他壓在地上動彈不得。於是，全家人都趕忙出來又推又拉，直到把他救出來為止，而救護車也迅速抵達，他的表親終於保住了一條命。

我的朋友問我，是什麼科學機制讓他得以在千里之外能得知他的表親命懸一線。我給他了一個我行醫多年之後愈來愈常說的答案：「我不知道。」

我所知道的是，這類的經歷十分常見。人們告訴我，他們覺得必須刻不容緩地打給某個近親或朋友時，卻發現這個人不是生病、住院，就是死了。還有些人知道自己會跟誰結婚——儘管他們從未見過這個人。無數人告訴過我這類靈異現象，而他們全都是普通人；他們經常深深懷疑自己是否瘋了。

根據我的臨床經驗，這許多人完全沒瘋。我們大多數人都會感覺與他人有很深的連結，而且往往是某種無法形諸言語的方式。這類的連結似乎經常與現今科學對於溝通交流、信息傳遞、以及物理學的本質等解釋背道而馳。

我們所感受到與他人的深厚連結，是以某些我們甚至無以名之的方式而建立的。就我們的健康、生存、以及自尊等方面來說，我們彼此之間也有著深厚的連結。社交休息對我們的生活有極大的助益。對於社交休息與社會連結的研究，直到七〇年代後期才真正展開，並且至今仍然方興未艾。

柏克曼與賽姆

一九七九年，兩位柏克萊大學的研究員麗莎・柏克曼（Lisa Berkman）與謝爾曼・倫納德・賽姆（S. Leonard Syme），發表了一項針對六千九百二十八名從年輕到中年的研究對象之追蹤研究；這些研究對象是人口實驗室（Human Population Laboratory）的成員，居住在加州阿拉米達郡（Alameda County）的一個隨機人口樣本。這兩位科學家決定檢視社會整合及其對健康的影響。

他們將社會整合定義為特定的社會紐帶（social ties），包括婚姻、人們與親友間有多少聯繫與什麼樣的聯繫、以及是否屬於社區群體與教會團體。結果，無論以何種方式、或從哪一點去檢視，都證明了社會整合的確會影響生存。

儘管心血管疾病所提升的存活幅度特別顯著，大部分的健康範疇都受到了社會紐帶緊密程度的影響。與世隔絕、社交活動較少的人與社會連結程度較緊密的人比較起來，前者男性的死亡風險相對高出二點三倍，女性則高出二點八倍。此外，統計的對照物也被加入，用來調查大多數已知疾病的風險因子。

柏克曼—賽姆的研究文章發表之後，社會支持的研究開始如火如荼地展開。各國都開始進行了相關研究，而且研究結果都確鑿無比、極為相似。正如卡內基美隆大學的謝爾登・科恩（Sheldon Cohen）在一篇發表於一九九〇年代、備受好評的研究評論文章中寫道，社會支持對於你是否會死於心臟病、是否會變得憂鬱沮喪、能否挺過癌症的診斷結果、以及能否抵禦傳染性的疾病，都有重大的影響。

其他的研究者進行了更深入的研究，想知道哪些要素構成了有效的社會支持；只與算術數字、社會關係（social connection）列表有關，還是說心理與社會意義也在其中扮演了重要角色？

心理與社會意義當然扮演了重要角色。人們是否意識到自己得到支持、以及是否也能反過來對他人提供支持，是十分重要的一點。

下一個問題是，為什麼這一切能發揮作用。為什麼社會支持有助於生存？最近被提出的一些研究理論，指出社會支持：

1. 有助於適應。
2. 有助於鼓勵更實際有效的健康行為（像是不吸菸）。
3. 能提供穩定性。
4. 能賦予控制感。
5. 能提升自尊心。
6. 能提供實用的資訊與建議。

7. 能連結上有助於運作的網絡。

這些理論都得到了若干以經驗為依據的佐證。舉例來說，二〇〇九年的研究顯示，隨著社會支持的提升，糖尿病患者的血糖控制也得到了改善，而且即便是「鬆散」的社會關係，也能以積極的方式發揮作用。不過，社會支持提供了重要的心理與社會效益這一點，並沒有告訴你為什麼社會支持能起作用。於是，有些人試圖從生物學的角度去了解，為什麼社會支持能產生這麼巨大的幫助。

對社會支持的生物學機制之理解，尚處於早期的發展階段。以下就是生物學的研究者自二〇〇四年以來進行研究的幾件事。

下視丘—腦垂體—腎上腺軸（hypothalamic pituitary axis, HPA）是一個巨大的神經內分泌迴路，有助於控制壓力反應以及許多適應性反應；社會支持能激活這個迴路，部分原因是藉由大幅降低皮質醇的大量分泌。由肯尼斯・肯德勒（Kenneth Kendler）所進行並發表於二〇〇五年的研究顯示，社會支持可以降低憂鬱症的發病率，尤其在男性身上更為顯著。其他研究則發現，催產素——一種荷爾蒙，可強化個人對於溫暖與情感聯繫的感受——的分泌會因社會支持而增加。能從同伴那裡獲取更多支持的動物，免疫反應會變得更好，對感染的不良反應也會減少。

然而，我們對於大腦如何透過神經遞質、荷爾蒙、以及直接的神經連結與其他器官進行溝通並協調行動的理解，仍處於起步階段。人類大部分的生物系統如何進行溝通與互動，在很大程度上仍屬未知。我們知道至少有一百萬億種不同的有機體，主要是細菌、病毒、真菌，存活在每個人的身上或體內；然而，這些不同的有機體如何與人體的十萬億個細胞相互作用，目前尚不清楚。這些不同有機體的重要性，可以從一項指標看出：人類基因組中可能有百分之八到百分之十二源自於反轉錄病毒（retroviruses）；一直到一九八三年最知名的反轉錄病毒——人類免疫缺乏病毒（HIV），即愛滋病毒——被發現，人們才開始了解反轉錄病毒對人體的作用。

人體是一部極其龐大的機器。研究人員可能要花上一段相當長的時間，才能知道是什麼原因導致了什麼結果，並且更清楚地了解這些系統如何相互作用。

儘管如此，我們已知的確鑿事實是，社會支持可以從心理、社會、以及生理層面，幫助你愉快地度過每一天。事實上，社會支持還能用另一種方式來幫助你——社會關係可以幫助你休息。

社交接觸（Social Touch）

社會支持的眾多好處，讓我們很難不在日常生活中頻繁地運用它。但真正的問題是如何去運用。

方法之一就是透過社交接觸的概念。偉大的小說家愛德華・摩根・福斯特（E. M. Forster）曾經寫道：「連結是唯一（Only connect）。」披頭四樂團（The Beatles）也唱道：「朋友們的些許幫助讓我還過得去。」社交接觸可以讓你做到這一點。

許多人渴望擁有連接的體驗。我們渴望擁有肉體與情感的慰藉，想知道有人關心、愛護自己，而其他人則希望能感受到我們在乎他們。人類渴望獲得肯定，肯定本身就是藥物安慰劑效應的強大傳遞物；我們渴望獲得能為自己所用的資訊與建議，希望感受融入一個比我們自己以及我們的家人近親更廣大的社交網絡之中。以最基本的社交術語來說，我們希望付出，也希望有回報。

社交接觸讓我們可以藉由「接觸」他人來做到這一點。我們利用我們的溝通能力，讓他人知道我們的存在，而且更重要的是，我們是為他們而存在。

有許多方式可以接觸到他人。我們可以直接走過去跟他們說話，可以寄紙本的蝸牛郵件（snail mail）給他們，可以透過朋友傳達口頭訊息，也可以利用網際網路。

社交網絡與社會支持

許多人納悶，網際網路的連結到底是強化了社會支持、還是阻礙了它？當然，網路上的社交關係與連結更多了——但它們都是健康的嗎？

有些顯然不是。正如我的朋友蓋比・巴德（Gaby Bader）在二〇〇八年所進行的一項研究中指出，每天發送簡訊數百次（包括在床上時）的孩子，往往睡得較少而且顯得更為易怒。英國心理學研究所（British Institute of Psychology）的一位研究員艾瑞克・西格曼（Aric Sigman）在二〇〇九年指出，面對面的溝通所涉及的大腦迴路運作，跟虛擬溝通的截然不同；他引用了杜克大學（Duke University）二〇〇五年的一項研究，該研究發現在過去的二十年，隨著虛擬溝通的興起，認為自己缺乏對象可以討論嚴肅個人問題的人數，從百分之七增加到百分之二十五。西格曼在二〇〇五年也指出，其他研究針對年齡二十到六十歲間的研究對象，找出了電視的使用與阿茲海默症發生率提升的關聯性，進一步凸顯出他對於一個愈來愈趨向網路化的社會深感憂心。

然而，當收音機剛開始流行時，許多人希望禁止汽車使用收音機，因為它會分散駕駛的注意力。人們有許多溝通交流與互動的不同方式。網際網路對於與世隔絕的人——尤其是因病而無法與外界接觸的人——來說，不啻是一項巨大的福音。它在教育上的應用才剛起步，至於在社會關係的連結方面，到底快速發送簡訊給朋友會增加或是降低下視丘—腦垂體—腎上腺軸迴路的壓力反應，仍有待觀察。我相信網際網路是另一層的技術，比之以往的許多技術，網際網路可以連結更多的人；至於連結的深淺程度，則端視我們如何使用它。可以確定的是，網際網路的用途會不斷增加，而它對健康的影響則尚待審慎研究與觀察。

社會關係的層次變化

根據研究顯示，並非所有的社會關係都是一樣的，深度與強度至關緊要。

大多數人都希望能愛人、也能被愛。然而，我們深度的情感聯繫往往會遭遇某些困難。

人們會墜入愛河、也會失戀。孩子會改變夫妻關係的基調與互動。工作也會主宰並經常打亂我們情感生活的平衡。

許多夫妻沒能當成夫妻，是因為他們試圖成為彼此的一切。雖然有時候很美妙，但這種無所不包的全面性幾乎沒有必要；人類的社會關係或許沒那麼親密，但仍然極有幫助。

請花點時間列出一些清單。倘若下列的每一項你都可以列出十個人名，就可以停下筆來了。

1. 在發生個人緊急狀況下，可以隨時交談的人
2. 信任並且可以談論個人秘密的人
3. 親密的朋友
4. 喜歡聊天的對象
5. 不介意常常見到的人
6. 可以一起去看電影的人
7. 可以一起去看體育賽事的人
8. 可以輕鬆交談的同事
9. 喜歡的熟人

檢視這些不同的清單，你應該能看出存在於許多不同程度與層次上的社會關係。你可以告訴某些人你的個人私密之事，但你或許並不把他們當成親密的朋友、或甚至也沒那麼喜歡他們；你喜歡某些人，也一直很享受跟他們歡聚一堂的時光，但是你們很難能見上一面；你喜歡跟某些人出去玩，但你的情感世界與靈性世界，對他們來說就像火星一樣陌生。

社會關係存在於變化程度與層次各異的活動、深度、以及興趣當中。你希望這些關係全都能為你所用並且可以樂在其中，但你也應該意識到，你使用這些關係的目的可能截然不同。

你應該知道，你所接觸並看到的這些人也會改變。有些人原本素不相識，現在卻成了你的密友；你兩個月前才認識的某個人，可能在一年之後成為你的情人；跟你一起看電影的死黨，可能有朝一日會變成你的生意夥伴。

社會關係多樣而易變，而且具備了無窮強大的適應性。這也是為什麼社交休息可以如此樂趣無窮的原因。

我們天生就健談，我們大多數人都喜歡跟人交談。許多社交休息的快速技巧都涉及了談話，以及隨著對話而產生的所有神經內分泌、降低的壓力激素、以及心理與社會層面的種種好處。然而，這些關係的重要性不僅體現於社交上，大多數研究者皆認為，社會關係之於你的存活率，至少跟你是否肥胖或抽菸一樣重要。紐約大都會的亞裔美國女性是世界上最長壽的一群人，她們擁有既廣且深的社會關係。與你關心的人以及關心你的人交談，能夠讓你感受到一種深度的休息以及內在的安全感。

第16天：社交休息技巧之一——建立特別的關係

檢視你的第一份清單，這裡列出的人，是你認為當你發生個人緊急狀況時可以打電話求助的人。在這項休息計畫的第十六天，請從這份名單上挑選一個人，然後打給他或她。

你可以透過家用電話、手機、Skype、或是連結其他視訊電話來打這通電話。跟這個人互通有無至少幾分鐘時間，詢問對方在哪裡、做些什麼、以及過得如何等，日常閒聊結束之後，讓這個人知道她或他對你很重要；詢問對方當你日後遇上危機或緊急狀況時，能否隨時隨地打電話給她或他。

有些人會問你，你為什麼要這麼費事地問這樣的一個問題，你當然可以隨時給他們電話。這個人可能是你的另一半、父母、子女、最好的朋友、親密的朋友，所以根本連問都不必問。

向對方道謝，無論如何，要求對方賦予你這項特別關係的殊榮；你簡短的來電會讓這個人知道，她或他在你的生命中占有重要的地位。社交關係就是關於付出與回報，收到一個讓他們知道自己被視為重要且值得信賴的訊息，這樣的回報會讓許多人感覺更好，有些人甚至會感到十分榮幸。

但如果這個人拒絕在未來接聽這樣的一通電話呢？搞清楚原因何在，他們的理由可能會讓你大吃一驚。儘管有些人可能會拿「太忙」當理由，你可能會發現，其他人有他們自己在醫療、社交、或是財務上的重大問題，所以認為他們無法在危急狀況下提供你充分的協助。有了這些額外的資訊，你就能明白你可以做些什麼來幫助他們。

維繫特別的關係

建立特別的關係作為一種社交休息的方式，意味著你不僅跟對方訂定了一份危機時提供你協助的不成文合約，同時你還跟這個可能幫助你的人建立起持續的聯繫。如果可能的話，你會希望跟這個人保持固定而頻繁的聯繫。

原因是，這樣的社會關係提供了支持與幫助，使你能夠更容易、更快速、更從容地處理危機。壓力反應的資料指出，社會關係本身就能預防未來的問題。如果你知道有人會幫助你，那麼當你面對壓力時，極可能你自己本身所承受的壓力就會減少。

知道有人可以隨時隨地向你伸出援手，對我們大多數人來說都是一項極大的寬慰。在彼此關心的人之間這種有意義的社會關係，會賦予我們一種安全感以及內在的平靜感，使得社交休息能發揮極大的作用。

該怎麼做

每週至少打一次電話維繫你的社會關係，試著打給你第一份名單上的不同人。當你跟每個人通電話時，記下他們的聯絡電話與地址，以便你去到哪兒都能隨身攜帶。

緊急狀況總是在你意想不到時突然發生，這也是為什麼這些狀況會變得很緊急。就像你永遠不知道危機什麼時候會出現，你也不知道誰能在當下及時伸出援手；這就是為什麼你需要列出一份既深且廣的特別關係名單。

而且這份名單還得即時更新。在你的特別關係名單上的人，是你會想與之交談的人——不僅在你極度悲痛憂傷的時候。他們應該是被你視為具備了理智與判斷力的人，能在你真正需要幫助時伸出援手。

由於我們是高度社會化的動物，我們大部分時間都需要幫助。社交休息就是基於這樣的付出與回報。

所以，試著經常聯繫你名單上的人，即便只有短短幾分鐘也好。你可能會希望每一週或每個月都能跟他們聊上兩、三分鐘，希望他們知道你關心他們、也想知道他們發生了什麼事。如果你能幫助他們，要讓他們幫助你就會變得更簡單、更有力。

人們在你的生命中來來去去，與親朋好友的關係也會改變，試著別讓大部分這類的聯繫消失。隨著年歲的增長，我們學到了不同的東西；而我們往往會學到的一件事，就是關係對我們生命中的意義感是多麼地重要；這樣的理解使人們希望維繫住許多關係，也認識到這些關係的特性經常改變。

第17天：社交休息技巧之二——拜訪一位你不熟悉的鄰居或同事

有許多人是我們認為，認識他們將會很有趣或很有幫助。有時候，他們就住在你隔壁。

現在大部分的通訊都已經電子化了，然而，即使是最好、最大的影像螢幕總會漏掉一些東西，就是精神科醫師所說的「關聯性」（relatedness），也是許多人稱之為「動物感覺」（animal feel）。

大量資訊與交流的發生，並不是以言語的方式來進行。我們會對衣服、髮色、手勢、身高、臉孔對稱性、氣味、以及其他成千上百種說得出來的跟說不出來的特性產生反應。我們往往發現自己喜歡某個才剛認識的人，儘管我們很難解釋為什麼或者這是怎麼發生的。

這種資訊的處理，有些是無意識的（我們渾然不知它是從哪裡冒出來），有些是前意識的（preconscious）（我們最後可能會想起來或是搞清楚）。我們喜歡一個陌生人，可能是因為她或他讓我們想起以前很尊敬的老師、知名的電影偶像，或是跟前男友或前女友一樣走路很性感；我們很多的喜歡或不喜歡，都是來自無意識與生理的原因。舉例來說，我們的免疫系統與誰的體味好聞或不好聞，有著密切的相關。始於九〇年代後期並持續至二〇〇八年的研究證明，我們更容易被那些聞起來跟我們不一樣的人所吸引；如果我們能相信進化生物學家，那麼這就是因為，我們的免疫定義組織相容性抗原（histocompatibility antigens）是透過嗅覺來表達，我們最好能在自己受限的基因庫之外尋找配偶。

所以，挑選某個給你一種良好「動物感覺」的同事或鄰居，過去做個自我介紹——即使你們以前見過面。這次你可以稍微正式一點，這樣對方就會知道，你所做的不只是打個招呼而已。

然後，你可以問對方幾個問題，某些雙方都感興趣的事情，像是這個同事聽過什麼關於新主管的事；或是在遇到你的鄰居時，他們偏好如何給草坪澆水或最好在什麼時間把垃圾拿到外面放。如果這類的話題無法讓你們繼續談下去，不妨考慮許多人最喜歡的話題——他們自己。如果他們不想談論自己，先說幾件你自己喜歡的事，然後靜觀其變；如果對話開始變得有一搭沒一搭，就談談氣候、天氣、或是運動。

這種社交接觸的拜訪只需要三、五分鐘即可。如果這是一次正面的經驗，試著下週再如法炮製；如果完全說不上是一次正面的經驗，問問自己原因何在。答案可能會讓你更了解你的工作環境、你的鄰居、也許還有你自己。

前工業社會的樂趣

法國人不總是容易讓人喜愛。有個古老的法國笑話是這麼說的：「當造物主創造出法國時，祂對自己的成品感到驚異：氣候宜人而適合居住、空氣與水清澈甘甜、風景秀麗、土地豐饒，一切都美好到不好思議，於是祂環顧四周想著，或許祂必須做些什麼來平衡這一切。所以，祂創造出法國人。」

波莉・普拉特（Polly Platt）在她既搞笑又實用的《法國人或仇敵》（French or Foe）一書中解釋，外國人在法國生活所遭遇的許多困難，來自於不了解適當的暗語或正確法式社交介紹的重要性。

美國人走進一間麵包店點了一條麵包，期望自己能得到跟其他人一樣的服務與禮貌對待。法國人不是如此。在法國，如果你不想買到一條烤焦的麵包或是被麵包店的店員評論成某種不受歡迎的地痞流氓，你會走進去自我介紹，並說明你住在哪裡、來自哪裡。許多在法國舉行的第一次商務會議，只是為了進行像這樣的正式介紹；享用了幾個小時的佳餚美酒，沒討論到一丁點兒被外國人視為適當或密切相關的業務，或許你才會被認可是一個可以做生意的可敬對象。

雖然現在，習慣使用臉書與聚友網（MySpace）的年輕人對於社交介紹已經自在多了，許多年長者還是會有點羞赧，但你不需要成為其中之一。我有一些最好的朋友，都是在機場無止境的等待隊伍中認識的，只因為我注意到我們都有某件奇特或是有趣的事物。

這類拜訪同事或鄰居的社交接觸，可能只會讓雙方產生敦親睦鄰感或是分享彼此的氣餒沮喪感。然而，這種聯繫有時被證明相當有用，你可以期待某些出乎你預期的事發生。擁有各式各樣的聯繫、忠誠的支持、熟人舊識、職場同僚，除了能幫助你成功，也可能幫助你生存。

第18天：社交休息技巧之三——快速的聯繫

請再看一眼你之前列出的第四到第九份清單：

4. 喜歡聊天的對象
5. 不介意常常見到的人
6. 可以一起去看電影的人
7. 可以一起去看體育賽事的人
8. 可以輕鬆交談的同事
9. 喜歡的熟人

從第四份清單中選出一個你喜歡聊天的對象，當你方便時，打電話給這個人。但是，請選出某個並未期待你會去電的人。

你不必一定要打電話。如果你覺得跟對方說話有點害羞，跟對方的關係也沒有那麼緊密，可以採用寄電子郵件或發送簡訊的方式，內容可以像這樣：

哈囉，（你想與之對話的人，但或許對方並未期待你會嘗試聯繫），你好嗎？我只是想讓你知道，我想到你，也想知道你在做什麼。在過去的幾（天、週、年），我一直在做＿＿＿＿＿＿＿＿＿，而且始終無法忘懷＿＿＿＿＿＿＿＿＿。

那麼，你最近一切可好？

這項社交休息技巧是關於建立聯繫。對有些人來說可能很困難，因為這是一項遠離他們舒適圈的行動；然而，練習這種形式的社交接觸，往往會讓害羞的人更容易建立起社交關係，即使對方是陌生人。

如果建立這樣的快速社交聯繫，對你來說還是太困難的話，不妨選擇聯繫一位你很確定會欣然接受與你建立這項關係的人；簡短地交談，而且只談日常事務。結束通話後，回到你規律的日常活動上。

快速聯繫所做的，不只是打破單調平凡的一天；這樣的聯繫還可以讓你計畫進行原本不可能成行的旅行與交流，幫助你建立起一套更完整、更寬廣的社交網絡。

何時以及如何建立快速聯繫

選擇一週之中的哪一天、以及一天中的什麼時間來建立這樣的聯繫，至關緊要。對許多人來說，最好的時間是在工作日的下午，當他們感覺需要些許人性溫暖的時候。這種快速聯繫往往可以改善沉悶乏味的工作日下午注意力遲緩的現象，並且可以當成一個快速的社交重新設定按鈕——在工作環境許可的情況下。其他人偏好的時間可能是週末或是傍晚，他們預期這個時候，他們想聯繫的人會在家並且樂於接聽他們的電話。

經常建立快速聯繫是十分值得一做的事。每週、如果可以甚至每天更好，你寫下這份名單，並看看你能否與某個你想交談的人建立聯繫。有些人可能住得很遠，有些可能只距離你一英里之遙；他們可能是你三十年前很熟的朋友，或是在你自己都記不得的小時候，某些非常了解你的親戚。

快速聯繫可以進行得非常迅速，但並不是因為你所聯繫的人很忙碌或者對你不感興趣。知道有人可以跟你交談是件令人愉快的事，而且對方對生活的看法往往跟你截然不同。

這些關係會帶給你安適的休息感，因為：⑴它們可以帶你遠離你經常涉入的塵世喧囂；⑵你可以與某個你喜歡的人進行人與人之間的對話與交流；⑶它們拓展了你的社交網絡，附加上這個更寬廣網絡所帶給你的情感、社會、以及經濟效益；⑷它們幫助你認識你所歸屬的、更廣大的一個整體。

如果你是透過電子郵件寫信，你只需要花不到一分鐘時間，就可以讓對方知道你正想著他們；這種類型的心理交流，尤其在聯繫範圍極廣的情況下，可以快速提供你一種平靜感。快速聯繫提供了一條捷徑，讓你能夠獲得一種穩定形式的社交休息。

第19天：社交休息技巧之四——跟同事、朋友、或鄰居一起走路去吃午餐

人類是步行的機器，這一點的好處不勝枚舉。步行有助於預防心臟病、高血壓、糖尿病、各式各樣的癌症、以及阿茲海默症。然而，為什麼那麼多人走得這麼少呢？

汽車是一項主因。很少有國家像美國一樣熱愛汽車，或者根據你的觀點，也可以說對

汽車上癮。美國城鎮與自治市鎮內的鐵路線？多年前就被石油公司收購了。主要大城之間的快速列車？在西班牙省級城市的通勤路線，能比大多數的美國火車更快地將你帶往目的地。

忽視步行，意味著我們也忽視了社交散步的樂趣。西班牙人可能還會在傍晚跟家人或朋友一起散散步，但美國人以及愈來愈多的歐洲人，如今更喜歡遁入他們偏好的電子娛樂或資訊機器中。

可惜許久以來，我們已然摒棄了走路的習慣；出於眾多原因的考量，是時候再試一次了。

走路去共進午餐

有沒有某個人是你想拜訪、卻似乎總是沒有機會見到面？某個人有最厲害的八卦、或者就是知道你的主管真正想要的是什麼？你有一位深具魅力、聰明絕頂、鮮少出現在你面前的鄰居嗎？若是有的話，邀請這個人與你共進午餐吧。

挑選一個你們可以來回步行至少各十分鐘的用餐場所。你會想選擇一個略微熟悉的地方，雖然有點冒險精神、走遠一些，也可以讓這趟旅程充滿樂趣。

生活的反諷之一，就是你可能得開車過去，停好車，才能走到一間餐廳。雖然這不是一個理想的解決方式，但沒有關係，只要你明白你比你的車子更需要這項運動就好。

當你跟你的同事、朋友、或鄰居一起走路去餐廳時，你可以談任何讓你高興的事；如果可以的話，讓對方先開口，畢竟你的確更想了解這個人。

走路時，試著調整你的步伐速度以配合對方；對方的速度可能比你的慢或快，但沒關係。為了更輕鬆地邁步向前，試著回想起一段有著類似節拍的音樂，然後在你的腦海中傾聽那段音樂，試著跟隨它的節奏走一下。

留神觀察鄰近的街區。就像你在練習塞拔耳朵時所做過的，注意你所看到的外形、顏色、以及各式各樣的形狀。專注於你自己的感知過程會很有樂趣。

你在傾聽你的同事或朋友說話時所感受到的氛圍，也包括在你的感知範圍內。試著去解讀他們的表情，如果你必須描述他們臉上的情感，你做得到嗎？這些情感是否與他們話語中所流露的情感一致呢？

當你們坐下來用餐時，看看你是否可以告訴對方一個你自己生活中的故事，而這個故事在某些方面與對方所述說的內容有些關聯。如果對方說的內容很滑稽，那麼它可以是一個幽默詼諧的故事；它也可以是發生在你生活中某個類似的地點、某段有著類似情感的時期。我們經常透過生活中的故事與他人產生共鳴與連結。談談你自己的一個故事。

從餐廳走回去時，你們可以討論沿途經過的周遭環境。它老舊嗎？未開發嗎？還是過度開發？你或者任何你認識的人會想住在這裡嗎？

當這趟步行之旅接近尾聲要道別時，注意這個人的反應，包括身體的、社交的、以及情緒的反應。如果這是一次正面的經驗，不妨約定下次碰面的時間，再試一次。

第20天：社交休息技巧之五、六——跟朋友一起去公園或森林中散步；性作為社交休息的方式

身體活動與社交、心理、以及我們即將認識到的靈性休息是完全一致的，在自然環境中進行社交休息往往讓人深感愉快。

比之美國，歐洲在這個主題上的研究激發了更強烈的興趣。如前所述，英國艾塞克斯大學進行的研究即指出，在森林中散步遠比在購物中心裡散步讓人們的心情更好。

但是，為什麼呢？研究人員認為，購物中心可能會激發無法被滿足的物質渴望，但在森林中散步會讓人與某些返祖遺傳的事物產生連結，也就是我們源起的大自然。跟他人一起散步，會讓我們得以分享許多原本不會注意到的自然美景。

在綠意盎然、美不勝收的森林或公園（海灘也算）裡散步的好處不勝枚舉。步行本身就能讓身體健康，在充滿自然風光的景色中步行，更能讓人享受到充分而深度的休息。

首先是日光的影響。日光不僅能重新設定並調整我們的生物節律，更是一帖良藥，可用於治療臨床的憂鬱症；尤其在冬季，日光可被用來預防季節性憂鬱症。

深受日光影響並對其產生反應的人不在少數。現在維也納擔任教授的塞巴斯汀・卡斯帕（Sebastian Kasper）在一九八〇年代進行的一項研究，估計東北部地區有四分之一到一半的美國人，會在冬季變得沮喪憂鬱或心情低落。

日光也會啟動我們與生俱來的殺手細胞，在對抗病毒、或許還有癌症方面極有助益，

並且也有助於製造維他命D。我們許多人都熱愛陽光，也有很好的理由這麼做。

置身大自然的好處眾多，在盎然的綠意包圍下，我們會感覺舒適而自在；大自然的氣息截然不同，空氣的滋味與感覺也不一樣。在英國與荷蘭，在森林中散步被用來治療臨床憂鬱症，並作為團體治療的一部分。

運動量增加，也意味著血流量增加。當你走路時，更多的血液會流往腎臟過濾廢棄物，也會帶著營養以及再造、重建、生長新細胞所需的材料流往肺部與大腦，步行量增加往往會降低血壓，從而降低生理上的壓力。

現在，你可以再加上與喜歡的人在花園交談與散步等諸多社交的樂趣。

如何跟朋友在公園或森林中散步

選擇一個你與朋友或同事都喜歡的地點，與他們一起散步至少三十分鐘；選擇某個對你們都方便的任何時間，可以是工作的午餐時間、週末的早晨、或是在春天或夏天時某個工作日剛下班的時候。

當你散步時，試著去看你的步行同伴所看見的事物，談談你們周遭的環境以及你們的感覺，回想你們過去曾在花園中散步的經驗。或許你還記得，對許多古代哲學家與聖人來說，生活中最愉悅的經歷就是在花園裡散步與交談；無怪乎有個主要的希臘哲學家團體取名為「逍遙學派」（Peripatetics）。

如果你在跟朋友一起散步時開始想到新的點子、或是消失多年的念頭又重新出現，也不必感到驚訝。想法會隨著場所而改變，新的所在會帶來刺激，也會讓人得到休息。

如果你可以，不妨學習英國環保人士所做，創造你自己的「綠色健身房」：走過公園時撿拾垃圾，幫忙清理人行道。把這當成一個既可把環境打掃乾淨、又可以明智地利用它的機會。

結束時，感謝你的同伴，並詢問這個人最喜歡這趟步行之旅的哪個部分；答案可能就是「社交關係」這個簡單的事實，但這肯定也是你樂於聽到的一個回應。

未來，你可以拜訪不同的公園、海灘、以及花園；然而，如果你可以的話，找個時間重訪你第一次進行社交散步的所在，最好也可以跟同一個同伴一起去。當你們舊地重遊時，指出自從你們上次來訪之後，什麼看起來沒有變化、什麼已經改變了。

意識是一種過程，就像成長、生活、以及休息一樣，本質是動態、不斷改變的；有時候，我們光是藉由注意某些事物，就能充分享受它們，但分享這項知識往往很有趣。有時，這種分享會很深刻。

性作為社交休息的方式

此刻，確保孩子們不在旁邊。

大多數人會在他們可以的情況下——就在睡前——做愛。雖然對有些男性來說，性可以幫助他們入睡，但大部分夫妻的睡眠並未因為性而得到改善，至少在實驗室的環境中是如此。

當我們不把性當成一份例行公事時，它就能發揮最佳效果。你不會想要根據一份表現標準的列表來做愛。性是如此強大的一種社交休息形式，以至於我們無法等閒視之。

週日下午可做的事

除了護士、醫生、急救人員、以及收費站作業員之外，週日下午通常並不是人們期望能完成大量工作的時候；因此，週日下午就成了建立社交關係、創造有效休息的最佳時機。下午三點過後，也是男性精子活動力最強的時候；如果你想懷孕的話，這是十分有用的資訊。如果沒有這個打算，安全的性當然就是一項必要的任務。這個週日下午，你不妨跟你的伴侶一起，用一種性感的方式來休息。

首先，你們可以一起慢慢地走向臥室。當你們來到床上時，面對面地躺下來。開始回想並談起你們遇見彼此的那一刻。第一眼看到你的伴侶時，你想像他或她是什麼樣的人？你還記得他的第一句話嗎？當她說話時，你有什麼樣的感覺？

一起述說你們第一次的性愛。哪些部分很有趣？試著回想你們的第一個吻。你的頭、手、手臂有什麼感覺？那種體驗，現在會是什麼樣的感覺？

回想起你們一起度過的最美好時光，並且告訴你的伴侶，把它講成一個簡短的故事，有開頭、中間、結尾；你喜歡那段時光的哪個部分？什麼事讓你感到尷尬？什麼事讓你迫不及待地想再感受一次？

現在，安靜、緩慢地觸摸對方，宛如正在欣賞一座精美的雕像，而你每一面都想好好地欣賞。慢慢來，當你動作時，一邊述說一個自己的故事，讓你們都能開懷大笑。

感受你伴侶的頭髮、眉毛、鼻子、雙唇。觸摸你可能很少注意到的背部、手臂部分，感受皮膚的坑洞、肌肉的溝紋，以及大腿、肚腹、臀部的圓滾隆起。

談談你真的很愛你伴侶的哪一點，不論是多麼微小或不重要的事。

忘了你身在何處，只想著你的伴侶，去感受他或她，感覺你指尖下的皮膚、頭髮、動脈的搏動。當你放鬆時，想像你真的很想跟他們做的事；如果你已經很了解你的伴侶，就放手去做。

運氣好的話，你不只是做愛而已，你還能感受到被愛、被需要、被關心、被渴望——那些讓人類得以延續數百萬年的感受。這種內在休息感以及社交、身體的交流，也能讓你繼續下去，堅持一段很長、很長的時間。

總結

社交休息十分強大有力，有助於拓展社會關係，從而得以預防心臟病、中風、或甚至癌症，提升存活率，提供個人意義感，並且成為簡單而驚人、令人終身難忘的樂趣。

有許許多多的社交休息技巧，但多涉及社交接觸，亦即與你所熟悉或想更深入了解的人進行對話的能力。在本章中你學到了如何：

- **與你所關心的人建立特別關係**
- **拜訪你想更了解的鄰居或同事**
- **建立快速而實用的社會關係**
- **跟同事一起走路去吃午餐**
- **邀請朋友跟你在公園裡散步、聊天**
- **以性作為社交休息的方式**

社會關係可快可慢、既深且廣、強大有力、而且充滿樂趣。知道如何建立社會關係——即使是最初步的階段——都能讓你的生活得到更充分的休息、更充足的樂趣，並讓你發展出終身受用的關係。

chapter 6

靈性休息

靈性休息對你的心靈、能力、以及你與他人和世界的關係，都會產生深遠的影響。世界遠比我們所知要來得更為廣袤無垠，但人類從未停止對它的探索與理解；我們從未停止詢問問題：關於我們的起源、構成、以及最終的目的。有些科學家認為，我們天生就具備了靈性；的確，祈禱與冥想會讓大腦產生實質的改變。

你可以先試著完成以下關於靈性休息的快速測試。

1. 思維與心念：

a. 會增加神經細胞之間的連結。

b. 可能會改變神經細胞的生長。

c. 會增加大腦許多不同部位的灰質。

d. 以上皆是。

2. 靈性休息會大量耗用大腦的能量。

對　錯

3. 在大腦成像的研究中，深度的冥想與祈禱：

a. 看起來非常相似。

b. 看起來截然不同。

4. 宗教活動的好處包括了：

a. 提升心理健康。

b. 提升整體健康。

c. 降低焦慮感。

d. 拓展社會關係。

e. 以上皆是。

5. 你可以在何時何地體驗靈性休息：

a. 工作日期間。

b. 在你的客廳。

c. 獨自一人在家時。

d. 以上皆是。

答案：1. d；2. 錯；3. a；4. e；5. d。

大腦幾乎無時無刻不在尋求秩序，即便是在看似毫無秩序之處也是如此。想想「看電影」這件事。我們看到人物在螢幕上移動時，顯然是同時的動作，因為他們的動作連貫、流暢，而且發生在三度空間之中。但果真是如此嗎？並不是的。事實上，我們真正看到的是一堆靜止的照片被逐一投射在螢幕上，二維的照片以連續的速度模式呈現在我們眼前。這才是事實。

但是，我們並不是以這種方式在「看」電影。如果照片投影的速度夠快，超乎我們稱之為閃光融合速度（flicker fusion rate）的生理閾值（physiologic threshold），我們就會將這些照片視覺化為連續、移動的影像，形成對世界的一種三維反射。

我們汲取點點滴滴的資訊並將其拼湊成眾多有條理關聯事物的能力，也能運用在處理微小的影像、片段的音樂、或甚至最輕微的觸覺印象上。我們大腦的構造，本就是為了創造秩序、觀察模式，這也是我們理解這個世界的方式。

不過，大腦的大部分功能確實都是自我反射的。神經科學家馬庫斯・賴希勒（Marcus Raichle）在他為《科學》（Science）雜誌撰寫的「大腦的暗能量」（The Brain's Dark Energy）一文中，思考大腦通常會做什麼事；他使用了暗能量的比喻，因為大腦有太多的運作都不為人所知。賴希勒估計大腦所消耗的總能量，大約有百分之六十到八十是消耗在個別神經元與其支持細胞之間的交流。

那麼，遇上壓力山大的情況時，大腦會發生什麼事？危機或艱鉅的任務會讓大腦的能量輸出增加多少負荷？或許百分之零點五到百分之一。我們所做的大部分事情，都不會改變大腦整體的能量運用。大腦運作所耗費的時間與能量，絕大部分似乎都花在對它自己

「說話」上。

這是相當多的能量。大腦所需的能量，通常占了全身燃料消耗總量的百分之二十到二十五。

大腦所消耗的能量中，很大一部分是用於大腦的重建、重新布線、以及更新，這也自動包括了重建身體的其餘部位。因為大腦是決策的器官，除了某幾個階段的睡眠之外，你身體中幾乎所有的部位都是日夜不休地在跟大腦進行交流。在我們的意識層面以下，大腦幾乎時時刻刻都在協助其他所有的器官進行自我重生與重建。

休息是我們身體修復與更新的活動，它占用了大量的時間與精力。賴希勒也是大腦「預設模式」（default mode）的命名者，預設模式即大腦處於消極休息狀態時所呈現出來的電流與血流模式；然而，這種消極休息實際上是非常積極的。在二〇〇七年發表的一篇論文中，研究者A．M莫爾康（A. M. Morcom）與P．C．F．弗萊徹（P. C. F. Fletcher）指出，儘管差異細微，但大腦在某些休息狀態中消耗的能量，比大腦在執行固定任務時還多。大腦在預設模式下的運作量極為驚人，雖然大部分的內容我們並不太清楚。

顯而易見的是，大腦有大量的活動發生在休息的時候，就像發生在我們稱之為睡眠的不同意識狀態中。姑且不論大腦是否在我們有意識的情況下運作，我們都花了許多時間在思考；而那樣的思考，形塑並重新調配了大腦的化學與電的活動，也改變了大腦的解剖結構。

思即為行

人們很難想像思考會改變大腦的物理結構，或許是因為他們無法看見那樣的過程。然而，這正是活動對身體各個部位所做的事——活動實際地改變了被運用到的身體部位。

當我們觀察我們的隨意肌時，很容易就能看出這一點；如果我坐在床上什麼事都不做或是整天盯著電視看，我的肌肉就不會長出來。人們知道這一點，當他們發生意外並且被固定在石膏中好幾個禮拜不能動時，他們的肌肉就會萎縮。

但是，人們也知道，如果他們開始舉重、持續增加重量、並且不斷重複練習，幾乎所有的初學者都會變得更強壯；大部分人都能藉由增加肌肉組織的方法，看到自己變得更有力量。阿諾・史瓦辛格（Arnold Schwarzenegger）能有今日的模樣，也不是因為生來就是如此。（恐怕男性要比女性更容易長出大塊的肌肉，大多數女性以及某些男性缺乏那種使強壯的肌肉看起來更可觀的基因。）

肌肉會隨著使用而改變，其他的部位也是如此，包括大腦；如果你使用大腦的某些部分夠久、重複的次數夠多，這些部分就會變得比較大。大腦的活動會導致它的解剖結構產生變化。

探究這個論點的一種方法，就是去研究冥想者。數千年來，冥想一直是全世界靈性傳統重要組成的一環，儘管在歷史上，冥想的修習在亞洲比在西方世界更為盛行。然而，隨著從事健康相關工作的人們逐漸發現冥想的諸多好處，冥想技巧的運用也逐漸風行了整個美國與歐洲地區。

冥想者的大腦會不斷地成長。當然，若是沒有經過核磁共振造影（MRI）掃描，你無法看出這些變化，但冥想者大腦的不同部位確實會變大。

長期修習冥想的人會長出更大、更肥厚的額葉。額葉是我們用於專注、集中注意力、計畫、聚焦、以及對問題進行大量分析的大腦部位。

即使是冥想的新手，他們的額葉也會變大、灰質部分也會變得肥厚。賓州大學的安德魯・紐伯格（Andrew Newberg）研究宗教活動對大腦的影響，他所進行的一項研究顯示，冥想訓練可以改善記憶力。

冥想者的大腦其他區域，也會長出更多的組織。歐洲的研究指出，冥想者會在中腦（midbrain）長出更多的灰質，而中腦掌管著諸如呼吸、血液循環之類的功能。如果你練習積極休息的技巧，你也很快就能體驗到這樣的改變——即使你不用核磁共振造影掃描去看它們的模樣；同時，你也能藉由深呼吸等身體休息技巧與非小睡的假寐等心理休息技巧的練習，讓你的中腦某些部分得以繼續增長。

冥想者也會在背外側前額葉皮層（dorsolateral prefrontal cortex）等處長出更多的灰質，並且在丘腦（thalamus）的結構上發生變化；背外側前額葉皮層對於肌肉協調與主動記憶極為重要，丘腦則是處理來自身體各部位信息流的關鍵部位。

所以，有眾多證據都顯示了經過訓練的有意識思維，像是冥想，可以從實質層面與化學層面來改變大腦。冥想就像祈禱，也會改變思考者。

大部分的冥想傳統都會運用某些技巧，讓人們模糊或消除他們與周遭世界之間的界線；亦即，在巧妙運用這些技巧時，可以讓獨立自我——一個具備個體獨特性、不斷與世界爭鬥的獨立思考大腦——的唯我獨尊感，失去對我們的掌控。冥想者經常陳述他們的體驗，而在這些體驗中，他們感覺自己與物質宇宙之間的界線消失了；有些人則談到「假我」（false I），一個在我們的腦海中堅守崗位的聲音，也是正常個體意識的表達。但在冥想時他們覺得，他們的主觀與客觀世界都融解了，他們的意識全然合而為一。這種自我感的消失體驗不只冥想者才有，許多每天祈禱的人也會談到「大海般廣闊無垠感」（oceanic feeling）的體驗，以及與一切存在合而為一的感受。自然崇高深玄，無以名之。

物質的物質

就像大腦會自動設法去建立秩序與模式，人類科學的許多複雜建構也是如此。物理學家試圖創造、描述符合物理世界的模式，而他們發現，大自然的本質比我們過去所認為的更不可思議、更令人敬畏。

我們的銀河系與其他銀河系的最新測繪顯示，萬物的真相與我們眼前所見大相逕庭。正常的物質與能量，也就是我們賴以為生的這些物質，目前被認為可能僅構成宇宙物質的百分之四。

這個數字僅占已知宇宙的二十五分之一。那麼，還有百分之九十六是什麼？

物理學家的答案是，暗能量以及暗物質。我們的物質宇宙，絕大多數是由我們幾乎一無所知的事物所組成。賴希勒的暗能量比喻，遠遠延伸至大腦以外的廣袤宇宙，那是我們的大腦耗時甚鉅並試圖去了解的一個宇宙。

物理學家在過去的幾十年間，試圖將量子力學與相對論加入大統一理論（Grand Unified Theory, GUT）中，後者是困惑、挫折了愛因斯坦大半輩子的理論。有些大統一理論的流行版本則運用了弦理論（string theory）的變化版，弦理論（極粗略地來說）就是將宇宙視為由無限連續的、近乎無限微小的「弦」所組成。

試圖把這些弦想像成像是棒球或沙發的「物質」是一大曲解。大部分的弦理論都需要十一維到十四維、甚至更多個維度，才能模塑出我們渺小的三維宇宙（或四維宇宙，如果你把時間算成一個單獨的維度）。

有些人像我一樣，很難從二維的建築製圖想像出這些平面圖在三維空間中的模樣。現在，如果你做得到，不妨將這項繪製平面圖的能力擴展至十一維度；若能擴展至十四維度更好。

無怪乎許多宇宙學家與物理學理論家認為，我們的宇宙——由無數的銀河系組成，其中包括了我們所棲居的、相當缺乏想像力的這一個——本身就是無數宇宙之中的一例。

的確，根據某些理論，每一個可能的宇宙都已經存在、當下存在、或是將會存在，就像我們所知或經歷的每一件事都已經發生或是將會發生。這樣的比喻，讓好些科學家思忖我們的世界不過是一種模擬、計算的矩陣；對他們來說，我們的銀河系與宇宙的存在，就像一種巨大的電腦遊戲，宛如《駭客任務》（The Matrix）之類的科幻電影裡頭的情節。

在如此令人驚嘆、非凡奇特的自然宇宙中，有充分的空間可以讓我們進行靈性的沉思；有許多方法可以做到這一點，而這些方法都能讓靈性休息為我們帶來健康與心理層面的最大效益。

祈禱的力量

宗教對健康的影響強大而深遠。在美國進行的各種不同研究中，經常參加宗教服務的人比不參加的人活得更久。

大部分的好處可能來自於社會關係的連結。參與宗教服務的人也屬於共同的社區團體，涉及的不僅是靈性層面，他們還會彼此教育、互相幫助、並且為對方付出。根據密西根大學研究人員尼爾・克勞斯（Neal Krause）的研究指出，有證據顯示那些為教區的教友們提供幫助的人，比他們所幫助的對象更健康；的確，施比受更有福。

這些宗教層面的連結也不僅僅是一種社會連結。教區居民不僅參與社區的團體，也參與宗教信仰的團契。成為宗教信仰者本身就能為我們帶來明確的健康益處，那些在塵世中體驗到某種意義感的人，似乎比沒有這類體驗的人來得更快樂、更健康。

特定指向的祈禱（directed prayer）是否有益健康，這一點頗具爭議。九〇年代進行的研究顯示，祈禱對被祈禱者的健康是有幫助的；但最近的研究並未得出同樣的結果，尤其是在被祈禱者對於有人為他們祈禱這件事並不知情的情況下。然而，對許多人來說，祈禱是他們所知的最強大經驗之一，儘管他們無法告訴你原因，但他們祈禱後的感覺會變得更好。

賓州大學的安德魯・紐伯格進行了廣泛的研究，想找出大腦在祈禱時會產生什麼現象；而他的許多發現，與冥想者的大腦在冥想時所經歷的狀況有驚人的相似之處。

當人們在祈禱時會感覺自己的身體脫離了塵世，紐伯格發現他們側向位置的腦葉——協助界定位置感——的活動降低了；同時，祈禱的方式也證明有很大的影響。紐伯格所做的一項檢視宗教信徒焦慮程度的研究發現，比之念主禱文（Lord's Prayer）祈禱的天主教徒，撥著念珠祈禱的天主教徒焦慮感較低；撥弄念珠似乎會使他們更平靜。日本的禪宗僧侶在進行禪修冥想時，心智狀態很快就會放鬆；在專注於念誦不同經文時，大腦中不同的部位則會被開啟或關閉。

對於不相信上帝或宗教的人來說，祈禱還是能喚起希望、驚異之情，並與那些比他們自己更偉大、更浩瀚的力量建立起連結（是的，不相信上帝的人還是會向他們無法定義的力量祈禱）。這樣的祈禱，往往伴隨著生理上的變化，預示了個人的修復與心理上煥然一新的感受。

靈性休息的技巧，幾乎對每個人都能產生強大的效果。沉思大自然的本質、宇宙的廣闊與型態，都會讓人產生平靜的感受；我們的大腦是以某種特定的方式設計而成，實現靈性的休息似乎是我們與生俱來的能力。

以下是幾項大多數人都能快速進行練習的靈性休息技巧。

第21天：靈性休息技巧之一、二、三——祈禱一分鐘；穿越時間；穿越空間

花六十秒鐘祈禱，祈求能有一個好的結果。集中心神為某個你所愛的人祈禱一個更好的未來，或是為某個你甚至不認識的人祈禱有一個好的結果。你可以祈求為世界的整體局勢帶來改變，或是祈求為你所關心的任何人事物帶來任何有幫助的作為。

你可以向你所相信的上帝祈禱，也可以向你認為存在於宇宙間的力量祈禱，雖然你從未見證過它的示現、甚至不確定它真的存在；你還可以向精靈、神明祈禱，或是祈求某種美好的事物會從你的想法中出現。

你可以祈禱，希望得知你與其他人的連結有多深，因為你知道有人的想法跟你一樣，渴望達成的目標也跟你一樣；你也可以祈禱，希望其他人對這個世界也有跟你一樣的感受，雖然你對這世界只是一知半解，你的信念也微乎其微。你可以帶著確定的信念祈禱，深信你的祈禱一定會被聽見；你也可以帶著不確定的信念祈禱，因為你所能掌握的任何事物或存在，都不會回應如此明確表達的要求。

你可以在一天剛醒來時、或是睡前最後一絲意識中祈禱，可以在星期日、星期一、或星期三祈禱，也可以在早晨、下午、或是黃昏時分祈禱。

你可以在車上祈禱，可以在排隊等用午餐或走過公園時祈禱；你可以在道教寺廟、天主教避難所、猶太教堂、或是回教的清真寺中祈禱。你可以在任何地方祈禱，只要你專注在希望、友誼、以及援助終將出現的期盼——對任何你認為值得的一切伸出援手。

就這樣祈禱一分鐘，祈禱你的現況以及你所希望的未來。當你完成祈禱時，檢視你自己：你的身體是否平靜了下來，得到了休息？你是否感覺多了一絲希望，也歡喜了些？你是否感覺自己與其他人的連接更緊密了點——那些對於世界有跟你一樣需求與感受的人。

不管結果如何，只要祈禱就好。就我們的身體與大腦的設計與設定方式而言，祈禱這項作為本身可能已經足夠。祈禱以及建立靈性連結的嘗試，也是一種付出；以這種方式來說，它們本身就是這種付出的回報了。

穿越時空

靈性休息讓我們得以跟比我們自己更偉大、更浩瀚的事物連結在一起。去覺察空間與時間的廣袤無垠，對我們極有助益；沉思時間或空間的廣無邊際，會讓我們內心激起一種敬畏之情，而伴隨著這種敬畏感而來的，正是一種深沉、寧靜的休息感。

穿越時間

穿越時間的技巧需要一個空間的起點。你會想選在一個穩固或不會晃動的地方來進行，最好是在地面上或是接近地面之處，像是你正在閱讀本書的書桌或餐桌，無論是在布魯克林、奧馬哈（Omaha）、或是曼谷皆可。若是在搭機飛行於三萬五千英尺的高空、或是乘坐地鐵或通勤交通車時首次啟用這項技巧，練習的過程可能會較困難些。

首先，想像你現在端坐的這個地方，想像它一年以前的模樣；書桌或是椅子的擺設位置，或許就跟現在一模一樣。

又或者，當時有另一個人住在這個房間裡。那個人對這個房間的配置方式，包括家具、色彩、以及空間的整體構成，可能跟現在截然不同。

當你坐著時，回溯到以前的時光。首先，回到十年前，你所在的這個房間看起來可能真的很不一樣：電子設備的功能或許沒那麼強大而且看起來比較笨重，新的塗料可能黏貼在牆上，而且極有可能是別人住在這裡。這個人或許不是你的家人，甚至也不是你認識的人；根據你所得知的任何訊息，試著去想像這個房間看起來是什麼模樣。

現在，回溯到一百年前。當時，你現在坐著的地方可能沒有任何建築物；拿我在佛羅里達的住處來說，我現在的生活空間目光所及之處只有一座貝塚，沒有任何公寓大樓聳立在平靜的海面上。幾幢屋舍宛如坐落在一條不規則的項鍊上間隔成排，並面對一座海灣與一個小碼頭，當時大部分的貧民都住在更遠的北方。

再回溯到一千年前，周遭的人可能更少了。當時，居住在我鄰近地區的卡魯薩印地安人（Calusa Indian）已然滅絕；他們遺留下來的工藝品很少，他們的文化、信仰、以及靈性的追尋徒留後人臆測。如果你現在坐在、或站在北美洲的某處，很可能一千年前在同一個地點尚無任何固定聚落的存在；在你現在坐落的土地上生活過或者已死亡的人類，可能並未留下任何書面的文字紀錄，事實上，可能幾乎沒有任何種類的紀錄。

一萬年前，你現在端坐之處有人類居住的可能性又更小了。我在撰寫這句話的所在位置，可能連陸地都沒有。大半個佛羅里達州都是沙洲，而沙會改變位置；我坐著的地方，可能有海牛悠然自得地漂流而過、撿食水生植物，而海豚則自由自在地優游於許多小海灣中。

讓我們跳過更多個時期。一百萬年前，我居住的這片陸地極可能是海洋；海裡有著各式各樣的野生生物，多為我們現在早已滅絕或亡失的物種。

一億年前，我們的世界是一個可能無法從太空中辨識出來的地方，有不同的大陸、不同的生命型態，以我們今日的眼光來看，就像是外星人般的怪異。

回溯到十億年前，你現在端坐之處可能只有岩石或熔岩。如果你周圍有生命存在，必然是微小而頑強的生命型態，因為牠們得每天面對艱難無比的生活條件——可能會殺死幾乎我們今日認為活著的一切事物。

再往前回溯幾十億年，你就什麼也看不見了。沒有地球、沒有太陽，只有我們稱之為太空的虛空。

但這並不是說它是真正的虛空。塵埃、或甚至岩石，以高速四處噴射飛濺，相較之下，我們的生命彷彿在原地凝固了。這種浩瀚的真空，可能更像是表象而非現實，能量場就存在於整個深不可測的太空之中，被我們稱之為重力以及稱之為物質的存在，創造出適當的條件。如果當時，你現在的周遭有物質的存在，多半也是暗物質；如果當時確實沒有任何我們如今能辨識出來的、可發展的能量形式存在，應該會有暗能量的存在，從而創造出今日組成人類、植物、星辰的粒子架構。

一百三十億年前的情況或許很難想像。對孩子來說，一個早晨可能就是很久的時間了，那麼，五千億個早晨要怎麼衡量呢？

儘管如此，試著去想像一下。此時，宇宙並不存在，只有真正的虛空，空無一物，比大多數人的心智能想像的空無一物，來得更加地空虛。

突然之間，有什麼發生了，宇宙被創造了出來。如果你就在那裡，你會看到什麼？你能想像還有誰也在那裡？

現在，利用這些不同時期的印象，在時間之流中再次往前回溯；如果可能的話，把它們修改成你自己的印象。更簡單的方式是，把你現在所在的位置視為一連串不斷改變的靜止影像，每一幅影像就代表一個時期。

逐一去觀看這些影像，單獨分開看、同時也合在一起看。當你結束時，想像你自己回到了此時此地；想想你現在坐在哪裡，思忖一會兒。看看你的手錶，你可能以為自己已經花了好幾分鐘來進行這趟穿越時間之旅，但是極有可能，你在不到一百五十秒的時間內就穿越了所有的時期。當你練習靈性休息的技巧時，可能只需幾秒鐘時間，就能讓自己向前回溯數十億年。

穿越空間

中國人喜歡說見微知著、因小見大。他們認為從事物本身的角度來看，小往往跟大一樣重要。

當你坐在桌前讀到這個句子時，讓心神專注在你的體內，尋找你的心，想像那一顆正在跳動的心臟。

心臟是一個頗小的器官，比拳頭大不了多少，但它擔負著一份相當強大的工作。現在，想像你左側的心臟。左心室是身體的抽泵站，迫使含氧的血液流過大動脈，餵養心臟、以及除了肺部之外的身體其他部位。

試著想像其中有一條供應心臟所需的動脈，直徑比迴紋針的寬度還細，但這條動脈對於你的生存至關緊要。

跟著心臟裡的那一小條冠狀動脈走，很快它就開始分支，一次又一次地分支，分支迅即纏絞成餵養一小團心臟組織的微細動脈；而這束組織——就像一根變形線繩上的珍珠被拉扯出來——裡頭，有一串由微型發電機組成的鍊子。

這就是心臟節律細胞，也是你心跳節奏的源頭。如果它們停止運轉，即便只是循環被稍微擾亂，你想得到的一切都可能會停止，包括你自己。

現在，多虧了離子透過心臟節律細胞的細胞膜流入與流出，你的心臟節律細胞正在彈奏著，並以極其規律的樂音響亮地敲出它們的節奏。這些細胞膜充滿了膽固醇，也就是你誇口可以藉由改變飲食、開始運動、或者每晚吞服降血脂的藥物來降低的東西。沿著細胞膜排列的膽固醇分子是可取代、可移動、緊密而牢固的。

無數分子可以透過細胞膜進出細胞，包括蛋白質、糖蛋白、大量黏稠的脂肪、以及微小的離子。這些細胞膜就是細胞的邊界與溝通的方式、信息的分界點、以及化學傳送的引擎，它們所做的每一件事都攸關你的生存。

讓我們進入一個更小的層次。排列在心臟節律細胞上的膽固醇分子是由碳、氫、以及氧原子所組成，為了活動與運輸而配置。選擇其中的一個碳原子。

在這個碳原子的中心、也就是原子核中，有六個質子與（通常是）六個中子。其餘的部分，就像恆星周圍的真空一樣，主要是「虛空」的空間。

只是它並不是真的虛空。電子圍繞原子核飛行，形成從你的心臟一路延伸至月球中心的運行軌道。

這些電子如何繞著你的膽固醇碳原子以及月球表面運行？這只是一個可能性、而非絕對性的問題。量子力學明確指出，物質的位置從來就不是必然或確定的，所以你的一個或多個電子短暫地經過月球的可能性是存在的。

質子和中子裡頭有什麼？許多其他的粒子，有些是夸克。夸克是極其微小的粒子，只能藉由實驗來推斷；夸克本身可能是由振動的弦隱藏、捲曲的片段所組成，跟無限的無限本質一樣抽象的物質。

現在，我們可以在空間的縮尺中往回挪移。讓你的心智去想像不同的放大倍數：一開始是極其微細的亞原子弦或亞原子粒子；接著進展到原子，原子核被繞著軌道運行的電子包圍著；然後是分子，像是嵌入細胞膜的膽固醇；最後，想像心臟的細胞。雖然我們已經穿越了許多不同層次的空間，我們所想像的物體對肉眼來說，仍然微小到看不見。

所以，讓我們看看四周。我們可能坐在某個房間裡，坐落在一棟有著好幾個房間的建築物裡，而旁邊可能有許多其他的建築圍繞著我們的這一棟建築；其中，有些數百米的雄偉大廈可能高聳入雲，但深不可測的天空又讓所有的人類建築相形見絀了。

我們的這座建築位於一個國家的某個州或省之內的一個城鎮，而這個國家不過是地球上近兩百個國家之一。我們上方有一層大概一百公里厚的大氣層，其組成成分從接近海平面的濃密多霧雲層、稀薄的空氣分子、一小縷稀疏的空氣，再到完全沒有空氣。

我們的地球是由一小塊岩石構成，據估，在我們自己的銀河系中，有十億顆像這樣的星球；與地球周遭的星球相較之下，地球既不起眼又不壯觀。

就我們所知與所見，夜晚的星辰、遠方的星雲，都是一百三十億年前從一道裂口中開始向外飛散的小漣漪。

現在，你可以回到此時此地了。穿越空間、漫遊數千億光年，然後回到你現在端坐之處。這是一趟漫長的旅程，也是值得一遊的旅程。或許最棒的一點是，你不需要離開你的座位才能成行並看見這一切。

如何以及何時進行穿越時空的練習

就像許多靈性技巧，穿越時空需要稍加專注。你會想知道的是，你需要練習多久、以及想像自己去到多遠的地方。

當你有時間或者需要探索不同的觀點時，這些技巧的效果最好。在發生社會或經濟危機的時期，你可能會想要定期地用上靈性休息技巧。

當你感覺很從容時，即可試著練習靈性休息技巧。藉由練習，如果你能把時間與空間的轉變視為一連串的心智幻燈片或者是一部電影，那麼，穿越時間與空間的技巧就可以分別在一分鐘之內完成；你可能會想要在這些技巧上花更多時間，這當然沒有問題。在你不會被打擾的地方練習三到五分鐘的靈性休息技巧，證明效果極佳。

你必須運用這些靈性休息技巧的每個機會，都可以被客製化。你可以在鄰居的家中或是在公園野餐時練習這些技巧，而當你在旅行或去到某些新的地方，往往是使用它們最愉快、最有樂趣的時機。

在練習穿越時空時，你可以想像恐龍飛過後來成為北美洲的大沼澤，並創造出數十億年生命型態——過去幾十年才被發現——的火山渣、硫磺、泥漿噴發。我們的生命隨著時間的單向箭頭，只能向前；但是對我們的想像力或物理學來說，並非如此。量子力學在時間中往前、往後運作得一樣好，並且開創出美好的數學應用，讓我們得以更敏銳地覺察到創造出我們周遭銀河系的一切。

在情況允許時，不妨藉由這些靈性休息技巧的練習，花些時間來衡量時間。羅馬人是對的，時間主宰了生命。時間遠大於生命。如果愛因斯坦說得沒錯，那麼空間也是如此。

第22天：靈性休息技巧之四——思考如是的本質

禪宗的教義精微而無所不包，而即便是粗略近似它們的技巧，也能使無信仰者迅速地獲取靈性休息的好處。只要稍加練習，思考這些事物能為你帶來一種既敬畏又平靜的感受。

古典禪宗（Classical Zen）的教義描述了充滿輪迴與涅槃的宇宙、感覺的世界或是我們所稱的主觀現實世界、以及真實的世界。我們的世界，也就是我們吃喝、睡覺、努力、熱愛的世界，對他們來說只是一個純然虛幻的世界。

禪修需要出離（detachment），也就是一種能力，讓我們得以脫離自己生活、歡笑、擔憂的世界，並且安住於超脫這個世界之外的境界。禪宗大師甚至可以藉由引導與練習，教導人們讓自己再次脫離這種出離的境界。

你不必成為禪宗大師或是禪宗的追隨者，才能真正去享受這個過程的開始——思考如是的本質，亦即我們所生活的整個世界。

現在，你學到了如何在時空中往前、往後，請找一個舒適的地方坐下來思考。

身體坐直，然後深呼吸，吸氣數到四，呼氣數到八。感覺你呼吸的氣息流經雙唇，然後傾聽你的呼吸聲。

現在，環顧你的四周，開始說出你看見的每一樣事物——圖像、照片、印刷品、書架、油地氈、書籍、紙張、大頭針、手機、地板、小地毯。

接著，用你的心靈之眼想像自己在房間外頭漫遊。想像你所在的這個房間是整棟建築的一部分。然後，想像你所在的這一整棟建築。

延伸你的心靈之眼。你所在的這棟建築可能是鄰近街區的一部分，這個街區有一批經常擠滿了人的其他建築物。這些街區結合起來形成了城市。

花幾秒鐘時間想想一座城市的大小以及在那裡的所有人，想想你要花幾輩子的時間才能認識全部的人。

然而，一座城市本身往往只是一個國家的一小部分；而國家本身又往往只是數百年或數千年文明的一部分。

花片刻時間想想你文明的歷史——所有曾經活著、工作、奮鬥、以及滿懷希望的人們。想像他們所創造的一切。接著，想想你跟你的朋友們希望創造些什麼。

現在，超脫全然人類世界的思維會很有幫助，因為人類世界占據了我們太多的注意力；想想你周遭的所有植物——綠草、灌木、樹木，全都長在你的城鎮、省、或州的土地上。藉由心智的躍進，試著去想像你可以看見地球上所有的植物。

現在，想想我們星球上的動物，數以百萬計、各式各樣的物種。現在，用你的心靈之眼搜尋，深入地表之下，那是地球上絕大多數生命實際棲居的所在。

你看不見牠們，但牠們就在那裡；生活在地表下方的遠不止鼴鼠與蠕蟲，我們星球上最大的單一生物量，就是由近乎數不清的細菌與生活在地底下的「簡單」生命型態所組成。雖然我們的肉眼看不見，但牠們仍然是我們生存所必需，形成了讓我們以及其他一切生物得以存活的土壤。

想想所有的生命。光是在你體內或是你的周遭就有一百萬億個有機體，在其他地方的數量更是近乎無限。其中大部分過於微小，以至於我們無法得見；其他像是鯨鯊與藍鯨，跟建築物一樣龐大，是透過能量與信息鏈彼此聯繫，讓所有其他的同伴得以生存。

下一刻，用你的心靈之眼到訪地球上非生物的所在，包括海洋與湖泊、山脈與丘陵。地質板塊位於海洋以及形成陸地的巨大岩脊之下，宛如碩大的碰碰車般移動著大陸；而在這些板塊之下，則是巨大無比的熔殼。在地心流淌著液態金屬之河，來自爆炸恆星的電漿核心；地球核心的大部分物質，都是由數十億年前超新星的爆發物所組成。

思考如是的本質，讓你得以看見所有的事物，個別獨立卻又相互連結的一切。你的心智只要花幾秒鐘時間，就能覺察它們的種類與形狀、彈性與力量。我們的如是世界是如此地真實無垠，更棒的是你有能力去看、聽、感受、想像這一切的存在。

思考如是的本質，能賦予你廣袤、偉大、驚異、敬畏的感受，這些都是令人深感放鬆、得到休息的感受，也是理解、感激的感受。一開始，試著思考如是的本質至少五分鐘；之後，隨著練習的增加，你沉思周遭世界的速度就會快得多了。幾週之後，你可能在一眨眼的瞬間就能沉思如是的基本要素。不論你領會、察覺了多少，這項心靈休息的技巧始終會帶來更多驚喜以滿足你的心靈之眼。

第23天：靈性休息技巧之五——區分主觀與客觀

練習冥想的原因有很多。冥想可以讓你與無限的空間與無窮的時間產生連結，可以讓你意識到你是更偉大事物的一部分，可以為你開闢一條康莊大道，讓你的意識愈來愈能為你所控制。但即便沒有這些強大的能力，簡單的冥想也能激發深度的休息感，並從而產生美妙的自由感。

大部分人都覺得自己沒有足夠的時間進行每天半個小時或一個小時的冥想。但是，當他們發現學習並運用冥想是多麼簡單時，他們的想法就改變了。簡單的冥想形式可以使身心迅速地平靜下來並獲得休息。以下就是兩項簡單的技巧，但事實上，它們只是同一件事的兩種版本。

版本一：像蒼蠅一樣思考

逃離你自己很難，大部分時候，我們甚至連試都不想去試。很難想像把「我」跟我自己分開。

冥想的練習可以開始消除這項障礙。你可以從某個微不足道但精力旺盛的小東西開始做起。

一隻蒼蠅。

我們大多數人不認為蒼蠅有自我的特性，也不會擔心蒼蠅有個性或是獨特的個體性。

但我們對狗與貓的感覺又不一樣了。對我們來說，每一隻貓咪或狗兒似乎都是獨一無二的。雖然神學家對於貓狗是否擁有靈魂有著諸多爭論，但我們會感覺牠們是非常獨特的個體；牠們會看著我們、注視我們、觀察我們，並且充滿感情地回應我們。

我們可不是用這種方式來看待蒼蠅。如果我們感覺旁邊有蒼蠅在嗡嗡作響，只會四處拍打著我們的雙手，然後牠們或許會飛走。如果你是蒼蠅，這倒是一個不錯的生存策略。

要開始進行這項冥想的小技巧，你會想要擺脫身為獨特人類個體的思考、呼吸、移動。你得暫時想像自己是一隻蒼蠅。

你不必擔心、不必思考，你的生命相當清楚明瞭。你看得見、稍微聽得見，你移動、聞嗅。

大部分時候，你反應。如果你聞到某些或許意味著食物的東西，你會朝它們移動過去；如果你聞到某些可能有危險的東西，你就離開。

如果光線很亮，你可能會迅速地移動，那裡可能就是太危險了。如果只有一點光線，加上氣味對了，你就勇往直前。

你不像你——一個獨立的人——一樣的思考，你不是有自我意識地在沉思、思考、或分析。

你就是去做。你移動、飛舞。如果空氣感覺對了，你就落在某個表面上，用腳碰觸、把舌頭貼在上面，考慮是不是可以停留下來。

如果你找到食物，你就留下來；如果找不到，你可能還是會停留。你可以停留並等待食物的氣味、溫度與光線的改變、或是其他蒼蠅的出現。

當你想像自己宛如一隻蒼蠅般的漫遊世界，別想著大衛・柯能堡（David Cronenberg）的電影《變蠅人》（The Fly）中可憐的傑夫・高布倫（Jeff Goldblum），一半是人類、一半是蒼蠅；相反地，想像你自己像一隻蒼蠅般漫遊，活在一個感覺、行動、以及瞬間就得做出決定的世界，一個沒有太多過去與未來的世界。事物在動，它們就是這樣；在下一秒中，它們又動了，存在和行動的緊迫性就是一切。

一旦你把自己想像成一隻蒼蠅，就在蒼蠅的世界停留一、兩分鐘。當你返回日常生活的人類世界時，如果你的眼睛銳利了些、心智也充實了點，別感到太驚訝。

蒼蠅的世界比你自己的世界小得多、也大得多。大得多，是因為它包含了一切。蒼蠅並不孤單，而是整體的一部分。

版本二：簡單的觀察冥想

這項技巧是用來放鬆心智，讓心神專注集中。一開始，你的練習會花上三到五分鐘，雖然你也可以花更多的時間來練習。

找個舒服的所在，坐下來。緩慢地呼吸，感覺肚腹的擴張與收縮，感覺空氣流經雙唇、流下喉嚨，進入肺部底端黑暗而活躍的空間。

當你靜坐時，觀察你腦海中浮現的想法。傾聽它們的話語，觀看那些印象，並且把它們列舉、陳述出來。

有篇論文是你必須寫好的……給你母親的生日禮物……那壁紙的顏色真有趣……該死，我的手從昨天早上擦傷到現在還是有點痛……我昨天在郵局外頭聞到的是大麻的味道嗎？……我喜歡披薩，即使它對我的健康沒有好處……這種隨意氾濫的印象與念頭，是我的真實想法嗎？……

聽見你的想法，看見它們，更好的是去感受它們。有那麼一小段時間，以出離的態度來看待你自己；你是觀察者，觀察你自己，觀察你的念頭與印象、感知與感情，就像你在觀看掠過天際的鳥兒。

或是在仔細觀察一隻坐在你桌上的蒼蠅。

當你觀察時，稍微放鬆地往後坐。問你自己這些問題：觀察「我」的觀察者會看見什麼？如果我內心有第二個自我——一個只是觀察我在做什麼的自我？

或許那會很有趣。不論有什麼想法，跟著它們走就對了，就像你在閱讀一本令人愉快的書；只要去感受，讓想法與印象湧入你的腦海。

不論何時，只要你有一、兩分鐘的餘裕，有一個舒適安全的地方可以坐或站，你就可以運用這項區分主觀與客觀的技巧。冥想需要專注。

然而，回報可以既快速且持久。以不同的眼光來看待這世界，極有益於休息與修復。同時，也能讓你看見你通常不會去注意的事物。

你會變得更警醒、更有覺察、更有生氣活力，這就是幾項休息會帶給你的好處。

總結

這個世界比我們所知的更為廣大無垠。靈性休息讓我們的大腦以看似與生俱來的方式，讓我們與比自己更偉大、更浩瀚的事物連結在一起。

人類的大腦熱愛模式，靈性休息讓我們得以發現並享受某些可能超出我們理解範圍的模式，這樣的技巧可以帶給我們深度的休息感、內心的平靜感、建立連結以及自我療癒的感受，改變的不僅是大腦的化學作用，更是大腦本身的解剖結構。

在本章中你學到了如何：

- **祈禱一分鐘**
- **穿越時間**
- **穿越空間**
- **思考如是的本質**
- **區分主觀與客觀**

數千年來，人們一直在運用靈性休息的技巧。儘管籠罩著一層神秘的色彩，靈性休息事實上十分簡單易行，而簡單的事物又最能奏效。身體本來就需要休息，包括身體、社交、心理、以及靈性層面的休息；而當我們知道如何休息時，許多事情都會在我們的掌握之中。

chapter 7

在家休息

比之在其他地方休息，在家休息有許多好處，包括下列幾點：

1. 比之在其他地方，你在家中往往更容易將各種不同的休息——包括身體、心理、社交、以及靈性層面的休息技巧——結合在一起，並讓它們共同運作、發揮綜效。
2. 你可以更輕鬆自在地進行社交休息，與你所愛並關心的人一起休息有許多好處。
3. 比之其他地方，在家通常能找到更安全、更舒適的所在來練習休息技巧。
4. 比之其他地方，在家通常有更多時間、也更能控制你想要進行的休息類型。
5. 比之在工作場所或公共場合，在家可以更輕鬆自在地進行涉及自我催眠與靈性休息之類的不同技巧。
6. 其他人可以幫助你休息，也可以與你一起創造新的休息方式，包括結合不同的休息技巧以配合你的生活節奏。

當你在團體休息活動中建立社交連結時，全家人一起休息有許多的好處。但家庭是由個人所組成的，不同的世代對於何時以及如何休息，有著截然不同的態度。現在，我們會說明這些差異以便最充分利用在家休息的好處。個人與世代之間、影響如何及何時休息的許多差異，都是會隨著年齡以及安排生活節律的個人生物時鐘而改變的生物因素。除了多種個體差異之外，我們的生物時鐘也會隨著生命週期而產生變化。

休息與生命週期：青少年

青少年不太喜歡休息，不幸的是他們比其他年齡層的人更需要休息。

他們當然可以學習如何休息，不過，他們本身與他們的父母都需要再略加教育。

首先，青少年必須了解他們的成長程度。不僅是長高、長大、經常往橫向的發展，更是大腦之中的成長。在一九七〇年代，歐文．費恩伯格即指出，大腦中有百分之三十到四十的突觸連接會在青春期死亡。

突觸是神經系統的商業區，神經細胞之間許多最重要的交流都發生在這裡。大腦基本的解剖構造會在青少年時期——甚至直到二十幾歲——全然改變。

所以，青少年在休息時，他們的大腦不只在進行重建與修復的工作，也在創建重要的新構造；這些工作量相當可觀並且耗時，也需要大量的休息時間。遺憾的是，青少年不想花這些必須的休息時間來幫助大腦成長與重建。

他們尤其不想花時間睡覺。為了讓大腦成長以利思考與學習，青少年每晚需要的睡眠時間大約是九個到九個半小時。根據瑪麗・卡斯卡頓與她的同僚所進行的研究結果顯示，許多青少年每晚的睡眠時間是七個小時或不到七小時；還有許多青少年——真的是太多了——大多數晚上的睡眠時間只有六個小時或不到六個小時。

你可以在各方面看到上述情況對青少年造成的影響與結果：⑴在學校的前半堂課都在睡覺；⑵成績評分愈來愈低；⑶體型更龐大肥胖；⑷暴躁不安又疲憊不堪。讓青少年有合理的睡眠時間，就能徹底改變這一切並且改善家庭關係。

然而，很難說服青少年並讓他們相信，他們需要睡眠才能有效地思考、學習，在學校的表現也會更好。這還只是有效休息中的要素之一——睡眠——而已。有那麼多有趣的事可以做時，誰會想要休息呢？休息怎麼比得上電玩？電影？派對？逛購物中心？即時通訊？

很簡單。你得向他們解釋休息有多酷。

舉例來說，逛購物中心。如果他們跟朋友一起去逛購物中心，就可以用上社交休息的技巧；一起聊天時，社交休息可以帶來許多樂趣。尤其青少年可以跟著音樂走（心理休息技巧之三）。許多孩子都隨身帶著音樂播放器，跟著音樂走可以讓他們選擇自己的音樂，還可以把他們最喜歡的音樂跟朋友的音樂進行混搭。

青少年也愛玩遊戲。一個簡單的遊戲就是一個人聽著歌曲的旋律並跟著它走，然後讓其他人去猜出那是哪一首歌。有些人不只跟著歌曲的節奏走，還會設法用動作來表達它，為他們的朋友提供他們自己正在聆聽什麼音樂的線索。如此一來，每個人都有機會跟著節奏走。

如果青少年非玩電玩遊戲不可，就讓他們先做自我催眠與專注觀看的訓練（心理休息技巧之一、二），這兩項技巧都有助於專注與表現。在撰寫學期報告或準備考試之前，他們也可以運用同樣的心理休息技巧。

跟朋友一起看電影很有趣，但是看完之後的討論更加有趣。有些青少年可能對導演想表達的內容有些困惑，但是他們可以稍後再詢問朋友，朋友可能會提供不同的意見與看法。是什麼讓電影的演出如此可信、如此逼真？為了找出答案，你可以請他們打電話給他們有一段時間未見的好朋友，花幾分鐘時間建立一段特別的關係（社交休息技巧之三）以了解對方的想法。更甚者，你還可以請你的孩子加入你的活動：一邊在花園或公園散步、一邊討論這部電影（社交休息技巧之五）。

當派對變得太快、太怪、或是太瘋時，青少年可以利用塞拔耳朵（心理休息技巧之四）的方式來快速獲得休息並重新調整自己。一旦他們聽見自己的耳朵發出「啵」的一聲，便可仔細地環顧四周，重新校準自己的感知與位置感；此時，他們能以更好的狀態來評估自己是否想待在原地。如果他們決定待下來，此時就是核對自己的計畫、或者考慮擬定新計畫的機會；也許他們會想過去與角落裡那名出色的舞者一起嘗試一些新的舞步，這或許會成為一次美好、愉快的心流經驗。

即時通訊往往難以管控。正如哥德堡大學（University of Gothenburg）的蓋比・巴德研究顯示，每天數十則或數百則的即時訊息對夜間睡眠——以及幾乎其他的一切——干擾甚鉅。但是當青少年打算並嘗試去結識真正的朋友——或者某些他們只是想交個朋友的人，他們的身體會產生一種騷亂不安的強烈衝動；這項任務也可以藉由快速的聯繫（社交休息技巧之三）來完成。

要讓青少年獲得休息的最大問題，還是在於如何說服他們要有充足的睡眠時間。你可以跟他們爭論，說他們的成績或許會因此變好，這對某些人可能有用——雖然應該要對更多人有用才對。你也可以告訴他們，休息充足會讓他們每天都感覺更加警醒而且精神較佳，但許多青少年不知道該拿他們充沛的精力怎麼辦。

好在還是有方法可以說服青少年獲取充足的睡眠，因為他們很在意某些事，譬如說，他們的外表、他們是不是表現得很酷。休息對這兩件事都有好處。

睡得太少你會變胖？大部分青少年從沒聽過這麼離奇的事實，他們真的無法置信。如果我整晚都在熬夜、用盡了我所有的精力，我怎麼可能還會變胖？但是，把證據拿給他們看，他們的想法就會開始改變了。大部分的青少年，包括瘦到皮包骨的那些人，都不想要變胖。

不像前幾個世代的女性時尚模特兒，有著海洛因時尚的外表、鉛筆般纖細的手臂與腿，如今，健康、苗條、具備肌肉線條，再度被公認為深具吸引力的女性外在條件。

睡眠期間正是你分泌生長荷爾蒙的時候，生長荷爾蒙有助於肌肉與肌腱的成長。你需要足夠的睡眠才能產生生長荷爾蒙，這意味著多睡可以讓你看起來更棒。男孩對外表的關注通常意味著他們希望擁有健康、強壯的身體，而適當的睡眠能讓他們看起來健康又強壯。

如果青少年還是不願保留足夠的時間睡覺，你可以訴諸他們最簡單的一種虛榮心——他們的皮膚。要讓你臉上的皮膚重新生長出來，只需花不到兩週的時間，但許多表皮的更新都發生在睡眠期間，所以他們應該知道，從許多方面來看，睡覺真的就是睡美容覺。

休息與生命週期：年長者

不像青少年，年長者並不反對休息，他們直覺知道自己需要休息。

老化的問題之一是，隨著年歲漸增，我們的正常重建與修復過程也會開始改變。大部分運動員在過了六十歲之後，不論多麼努力地鍛鍊，都會發現自己的速度變慢、肌力也變弱；隨著年齡增長而發生的一般性骨關節炎，直接證明了我們的關節與韌帶的修復已不復年輕時的卓有成效。

年長者的問題並不在於他們是否需要或想要休息，而是他們如何看待休息。出於文化原因，許多年長者將休息（譬如在下午時小睡）視為一種軟弱之舉、一種懶惰的表現。

健康老化的訣竅之一，就是要認知到我們的身體不會隨著年齡的增長而快速或有效地自我修復，所以你需要分配更多的休息時間，才能完成跟以前一樣的重建工作。一旦老年人了解到即便他們已經一百歲了，身體仍然會自我補充與重建，休息也就擺脫了懶惰閒散與無所事事的汙名。

然而，休息會隨著老化改變還有一個原因。決定警醒與睏倦——我們何時的效率最好、何時的效率最糟——的生物時鐘也會改變。從二十歲到七十歲的這些年，個人生物時鐘通常會往前提，平均提前約九十分鐘。

隨著年齡增長，我們會想早點上床睡覺，同時也早點起床。爺爺九點鐘就上床睡覺不是因為懶惰，而是人類設計的力量。人類正是建立在時間的基礎上。

休息與生物時鐘

我們所做的一切皆深受生物時鐘的影響，尤其是二十四小時的生物時鐘。正如你已然學到，我們的警醒程度會隨著我們內在的溫度節律而變化。

身體核心溫度升高意味著警醒程度提升，而溫度降低則會使我們變得遲緩。如果身體的核心溫度迅速下降——這是晚上經常會發生的現象——我們會就感到極為睏倦。當身體核心溫度的曲線趨於平緩時，正如下午一點到三點左右會發生的現象，我們很容易就會想小睡一下。

生物時鐘因人而異，家人之間也不盡相同。如果你想讓全家人一起休息，這一點就很重要了。

或許百分之七十的人口是麻雀，擁有一般的生物時鐘，能輕鬆地從事朝九晚五的工作，並且在晚間十點半到十一點半之間上床睡覺。

然而，許多人跟我一樣都是早起的百靈鳥，或者是習慣在夜間活動的貓頭鷹。無數家庭衝突的發生，都是因為人們有不同生物時鐘——一個生物學上的好理由。此外，生物時鐘也會隨著年紀而改變；正如老年人喜歡早早就寢，大腦正經歷快速轉變的青少年，則偏好很晚才上床睡覺。生物時鐘的這種改變，會讓那些未將這一點考慮進去的家庭深感苦惱，譬如教師、學校管理人員、以及任何會跟孩子們打交道的人。

想搞清楚你的家庭成員有哪些不同的生物時鐘，不妨讓每個人都進行以下的測試。（在決定你偏好的起床以及上床時間時，你已經看過部分的測試內容了。）

生物時間檢測：你是百靈鳥還是貓頭鷹？

1. 想像你正在盡情享受一趟假期，你想度幾天假就度幾天，沒有後顧之憂、也毋須承擔任何責任。你得到的錢比你需要的更多，你可以隨心所欲地做你喜歡的事。你想在幾點上床睡覺？

晚上八點到九點之間……6分
晚上九點到十點之間……5分
晚上十點到十一點之間……4分
晚上十一點到午夜之間……3分
午夜到凌晨一點之間……2分

凌晨一點到兩點半之間……1分
凌晨兩點半之後……0分

2. 你還在享受你的這趟非常愉悅、毫不受限的假期，只需考慮你個人的渴望，那麼，你想在幾點醒來？

上午六點之前……6分
上午六點到七點之間……5分
上午七點到八點之間……4分
上午八點到九點之間……3分
上午九點到十點半之間……2分
上午十半點到中午之間……1分
中午過後……0分

3. 雖然你還在享受你的假期，但開始有點閒得發慌了。你想開始做志工，而這份工作是你以前做過、相當樂在其中的工作；你不打算做得太累，所以你一次只會做兩個小時，唯有當你發現這項任務值得去做而且有趣時，你才會繼續做下去。你會把這兩個小時的輪班安排在什麼時段？

上午五點到七點之前……6分

上午七點到九點之間……5分

上午九點到下午一點之間……4分

下午一點到晚上七點之間……3分

晚上七點到十一點之間……2分

晚上十一點到凌晨一點之間……1分

凌晨一點到五點之間……0分

4. 你的假期帶給你放鬆、休息、以及深度的平靜感受。你想到你以前生活的情況截然不同，也回想起那些讓你感到自由並處於最佳狀況的時光。在那些時光，你會描述自己是：

絕對是個早起的人……6分

可能是個早起的人……4分

介於早起者與夜貓子之間……2分

就是個夜貓子……0分

加總你的分數並寫在這裡：＿＿＿＿＿＿

如果得分介於十六到二十四分之間，你就是百靈鳥；如果介於零到八分之間，你可以將自己視為貓頭鷹。

如果得分介於八到十六分之間，你可以將自己視為介於上述兩者之間的麻雀，也就是沉默的大多數。

重疊的時間

如果你全家人都是麻雀，那好得很；但如果有兩隻百靈鳥、一隻麻雀、還有一對貓頭鷹呢？

歡迎來到重疊的時間。

大部分的麻雀發現自己會在下午三點左右昏昏欲睡，而通常在上午十點到十二點之間（上午接近中午時分）以及下午五點到七點之間（傍晚時分）較為警醒、較有能力去完成必須絞盡腦汁的艱難工作以及某些需要體力的差事。

好在，麻雀處於警醒而且工作效率最佳的時間，也是百靈鳥與貓頭鷹相對警醒的時候。

儘管有些百靈鳥在中午左右會變得相當睏倦，但他們一般在上午十點到十二點間仍然可以正常活動；大部分的貓頭鷹，即便是那些喜歡在十點左右起床的貓頭鷹，還是可以在十點到十二點之間與人交談並且還算友善地互動。

對幾乎每個人（百靈鳥或貓頭鷹）的生物時鐘來說，下午五點到七點之間是另一個狀態良好的時段。人們通常在這個時段的心情最好，身體的反應最精確、最強壯有力（如果你想締造體育賽事的世界紀錄、或者只是個人的最佳紀錄，可以好好考慮一下），心智的警醒程度也達到高點。

有些類型的休息技巧，譬如深呼吸，在你清醒的任何時候都可以運用；在以下列舉出來的技巧中，這類的技巧被標記為Ⓐ。另一方面，在你所學到的許多技巧中，有些仍然有建議優先運用的時段。

以下即為這些技巧的摘要：

身體休息技巧

1. 深呼吸Ⓐ。雖然深呼吸可以被用在任何時候，但通常在你想讓自己在壓力下平靜下來、以及讓自己準備在晚上就寢時，最有幫助。在上午的十點到十二點、午餐時間之前的這個時段，或者趕在最後期限之前完成任務時，工作壓力有時會變得更大；下午三點到五點、下班之前的這個時段，亦是運用深呼吸等身體休息技巧的好時機，彷彿為這一天的工作畫下句點，讓你做好回家的準備。

2. 山式Ⓐ。山式在你想使用的幾乎任何時間，作用與效果都好得驚人。藉由練習，山式也可以有效地幫助你為入睡做好準備。

3. 重力式Ⓐ。重力式可作為睡眠儀式的一部分，或者幫助你準備好進入午間的小睡。你可以在壓力大時使用重力式，也可以在迎接耗費腦力的艱難任務之前，利用重力式來幫助你集中注意力。

4. 短暫小睡。一般來說，百靈鳥最好在下午一點左右小睡，麻雀最好在下午一點到三點之間，而貓頭鷹最好落在三點到五點之間的時段。除非你是輪班的工作者，否則，你不會想要在傍晚時分小睡；因為對大多數人來說，傍晚的小睡會對夜間的睡眠造成干擾。不過，傍晚時進行「非小睡的假寐」倒是很管用。

5. 泡熱水澡。晚上就寢前泡熱水澡是個好主意，也可以在經過辛苦工作或上學一天之後，在晚上或是傍晚時分泡個熱水澡放鬆一下；此外，在平靜的週末下午，泡熱水澡放鬆也很不錯。

心理休息技巧

1. 自我催眠Ⓐ。你可以隨時利用自我催眠的技巧，不過，當你想專注在一項任務或工作上時，這項技巧會特別有效。自我催眠也能幫助你入睡。

2. 專注觀看Ⓐ。當你在午後因正常生物時鐘警醒度下降而失去敏銳度時，專注觀看的技巧特別有幫助；然而，專注觀看也可以在一天中的任何時間進行，同時用來放鬆身體與喚醒心靈。

3. 跟著音樂走Ⓐ。有些孩子在早晨醒來時會利用跟著音樂走這項技巧，因為他們通常很難被喚醒。許多青少年跟朋友在一起時會使用這項技巧，成年人則會在走路去用午餐、或是任何他們需要處於更專注警醒狀態的時候，利用這項技巧。辦公室的走廊是跟著音樂走的好地方。

4. 塞拔耳朵Ⓐ。雖然在任何時候都能使用塞拔耳朵這項技巧，尤其在壓力極大的情況下，但這項技巧在你轉換不同社交場合時特別有用，譬如在你用完午餐或下班之後、準備去跟家人見面的時候。

5. 花園漫步Ⓐ。如果可能的話，清晨在花園中散個步不但能喚醒你冰冷的大腦，還能讓你的體重控制得更加理想；如同在傍晚時分散個步，可以在心理上以及身體上把工作與家庭生活區分開來。更棒的是，花園漫步在社交與靈性連結方面的作用幾乎是無止境的。

社交休息技巧

1. 建立特別的關係Ⓐ。你會希望擁有一天二十四小時中隨時都能使用特別聯繫的機會，因為這些特別的聯繫會成為你處理緊急情況時不可或缺的一環。如果你有適當的機會可以在工作中練習這項技巧，誠然十分值得你花費時間精力去這麼做，但特別的聯繫往往更常安排在下班之後的傍晚或是週末，當更親密的家人朋友們也在家的時候。

2. 拜訪同事或鄰居Ⓐ。儘管這是一項隨時可用的技巧——尤其是在週末——但如果可能的話，在下午三點左右拜訪同事會很有趣，因為此時，生物時鐘的警醒度遲鈍而緩慢。在這些時候的社交聯繫會讓人感到閒適而平靜，而且能讓你的心智在拜訪之後變得更為警醒。

3. **建立快速的聯繫**Ⓐ。大部分的快速聯繫會在晚間進行，雖然青少年與他們所愛的人之間，整天都在進行這類的聯繫，尤其是在下午三點左右，以及（經常是）整個晚上。

4. **跟同事、朋友、或鄰居一起走路去吃午餐**。根據定義，走路去吃午餐是一種午間的體驗，而走路去吃晚餐還有其他好處，我們很快就會學到了。

5. **跟朋友一起去公園散步**Ⓐ。雖然這項社交休息技巧可能隨時皆可運用，但大部分上班族的社交散步，往往發生在午餐時間、傍晚時分、或是週末的午後。

靈性休息技巧

1. **祈禱一分鐘**Ⓐ。許多人喜歡在醒來時或臨睡前祈禱一分鐘，而有些人則喜歡在壓力沉重、或是想集中心神並獲得平靜感時，使用這項技巧。

2. **穿越時間**Ⓐ。當你感覺工作壓力過大、或是想在下班時重新恢復專注力，穿越時間是一項絕佳的休息技巧。由於這項技巧可以提升心智的警醒度，許多人也喜歡在傍晚時分運用它。

3. **穿越空間**Ⓐ。這項技巧經常用於壓力控制或是在傍晚時分，通常也是在適合進行穿越時間的相同時段進行。

4. **思考如是的本質**Ⓐ。這是一項適用於上午十點到十二點間以及傍晚五點左右的絕佳技巧，因為人們在這些時段處於自然的警醒狀態。把這項技巧當成睡眠儀式的一部分，也被證明極有助益。

5. 區分主觀與客觀(A)。除非你可以很快清醒過來，否則很難在剛醒來時進行這項技巧；在下午或傍晚預先規劃好的時段進行區分主觀與客觀的練習，效果可能最好，因為這些時候的干擾可能比較少，更容易專注並集中注意力。

上述的休息技巧可以發揮無窮的功效，然而，在家休息還可以讓我們建立特別的社交連結，以下就是一些你可以嘗試的技巧。

第24天：全家一起在家休息技巧之一——晨間聚會

每個人都是一項獨特的實驗，包括同卵雙胞胎，從在子宮中的頭幾個小時開始，他們的經驗就不盡相同；即使在那些擁有完全相同的基因與家庭的人身上，環境也會使他們產生不盡相同的改變。

正如我們每個人都是獨一無二的，我們醒來以及早晨的儀式也是如此：孩子們必須上學，青少年必須挑選衣服，父母必須搞清楚如何完成每一件事以及吃早餐。

雖然全家一起吃早餐是個完美的理想，比之從前，現在已經較少這麼做了；儘管如此，在任何可能的時候——包括趕著上班上學的早晨時光——讓全家人聚在一起都是值得的。

這件事可以藉由晨間聚會來完成。晨間的聚會只是讓每個人在同一時間聚集在同一個地方，然後互相照個面、打個招呼，讓每個人說說他們今天會去哪裡、做些什麼事。

晨間聚會是擬定快速聯繫計畫的好時機（社交休息技巧之三）。在約定好的時間打電話、發電子郵件、發簡訊，可以讓父母與孩子都知道彼此會去哪裡、做什麼事，最重要的是知道他們在什麼時間要去忙自己的事。這種社交連結時間雖短，卻能讓父母安下心來、並能讓孩子們有條理可循，尤其提前計畫好的時候更是如此。如果需要的話，這樣的社交休息連結可以非常迅速地建立起來。

如果每個家庭成員的計畫都很規律而且也很清楚彼此的行程，那麼，晨間聚會可以變成一個機會，讓每個人宣布他們希望在這一天體驗或學到什麼事物。孩子們會提到他們想發現什麼、或是他們想看到的人，而父母可以幽默地發發牢騷，說他們只希望能低調、有力氣度過這個工作日，或者描述他們將多麼享受與希望見到的朋友、親戚、或是同事交談閒聊的樂趣。

雖然許多人會抗議說他們沒有時間這麼做，但晨間聚會真的只需要短短幾分鐘。剛開始，你只要以一到兩分鐘的聚會時間為目標即可；如果每個人都有機會發言而且可以一起輕鬆地討論事情，再把聚會時間延長至五到十分鐘。廚房或餐廳是晨間聚會的好地點，比之出門前在門口上氣不接下氣地交代幾句話，這些地方的空間作為聚會的場所更加理想。

晨間的聚會可以為新的一天做好規劃，給予家庭成員舒適與穩定的感受，並且可以提升全家人的效率，十分值得一試。

第25天：全家一起在家休息技巧之二——一起享受晚餐時光

儘管學校、工作、玩伴、課程、以及經濟問題可能使全家人無法在晚間聚在一起，但這樣的時光不但值得珍惜而且有益休息。

晚餐是極好的重疊時間，通常在這段時間，貓頭鷹、百靈鳥、麻雀的生物時鐘相對來說是同步的，都很警醒，心情也處於全天的最佳狀態。

更甚者，全家人在這時有許多話題可聊。先讓每個人描述今天所發生的事會很有幫助，因為那是他們認為有意義的經驗。如果你沒有這樣的經驗可以講述，也沒有關係；但學習新鮮事物、結識新朋友、或者與不住在一起的親戚交談，通常是家中每個成員都會感興趣的話題。

討論餐桌上的食物不但有趣，也很有幫助。食物不僅是身體所需的燃料，更是資訊；食物會為你的身體提供非常、非常多的訊息，並且影響你的心情、體重、以及睡眠（如果你有興趣，請參閱最後一章中關於食物、活動、以及休息（遠颺〔FAR〕的章節）。

食物也意味著做飯——一起。許多家庭喜歡外出用餐，但全家人一起做飯、用餐往往更有樂趣，雖然工作會多一些。你們可以一起挑選菜單，對孩子們解釋食物的來源以及種植的方式；孩子們也可以查詢每種食物的營養成分以及為身體提供什麼樣的營養。當孩子們愈來愈大時，也會變成廚房中愈來愈得心應手的小幫手。

孩子們也能幫忙清洗碗盤。當你跟你所愛的人一邊聊天一邊做這些家務，會顯得輕鬆、容易些；否則，你可能會覺得洗碗是一項枯燥乏味的苦差事。

一起做飯、用餐，不僅是家人朋友間的社交連結而已。用餐是一種與生俱來的樂趣，往往還能產生心理休息的效果；同時，飲食是生活的一大樂事，一起用餐的經驗可以讓我們學到很多，包括為什麼人如其食、以及社交飲食如何讓生活更有樂趣與意義。

第26天：全家一起在家休息技巧之三——傍晚一起散步

在義大利、西班牙、以及其他拉丁美洲國家中，全家人一起在傍晚散步是個社交儀式，社區中的每個家庭都會在同一時間、同一個地方散步。

人們會在廣場上或公園裡散步，向街坊鄰居致意、打招呼，走過他們、停下來或者一起邊走邊聊。當他們一邊散步一邊互通有無時，就會知道整個附近的街區有什麼微妙的變化：誰的健康狀況好轉了、誰生病了，哪些人搬走、哪些人搬來，以及經濟環境如何轉變。

對於健康來說，有地方散步非常重要，尤其是綠地。英國最近對健康狀況得到改善的三十六萬人所進行的研究顯示，周圍有愈多綠色空間可以使用時，健康的改善程度往往遠大於提出重大的醫療革新或是提供新的醫療服務時所能達成的程度，尤其對窮人來說更是如此。

全家人一起散步還有其他好處：(1)運動可以提高警醒程度，並有助於預防肥胖、高血壓、以及動脈粥樣硬化等病症；⑵陽光可以改善心情；⑶你會遇到鄰居，從而得知街坊鄰里的最新動態，建立健康的社交關係；⑷傍晚散步有助於改善睡眠品質。

傍晚散步也可以讓這種偶遇朋友與鄰居的小小聚會，成為一種極度放鬆的體驗。對許多人來說，散步是一種心理休息的形式，而結合了社交對話之後，又成了一種極有幫助的社交休息。

不同的環境也會讓人產生不同的心理狀態。在綠地或公園中散步，往往有助於人們感覺更警醒、更有活力、更貼近大自然。當全家人一起在公園散步時，家人之間的連結也會變得更緊密。

在北方下雪的冬天或在南方悶熱的夏天，全家人一起在戶外散步或許並非易事。儘管如此，去適應氣候也有它的好處。小說家威廉・福克納（William Faulkner）曾抱怨空調「廢除了天氣」，除非真的太冷、太濕、太熱，全家人一起在戶外散步，有助於讓我們控制自己對天氣的反應，而非讓天氣來控制我們。散步不應該是一種痛苦或困難的經驗。隨著你加大移動的範圍並拜訪不同的地點，你的社交網絡也會隨之擴展。

數千年來，不同的文化都會利用傍晚散步，正是因為這項技巧成效斐然，可以創造出結合各種休息的情境，讓心理休息、社交休息、以及靈性休息（當你在自然或歷史環境中散步時）一次到位。

第27天：獨自在家休息——在公園散步

獨處不需感覺寂寞，劑量對了，獨處可以是一種解放。即便與家人關係親密，有時，我們仍然會想要獨處。獨處會讓你獨立思考，集結你的想法與經驗，並釐清你的思緒，讓你自己知道你想成為什麼人、想去做哪些事。

獨處也能幫助你與更遼闊的宇宙建立連結——先從連結大自然開始。對許多人來說，在公園散步會變成一種靈性的體驗，因為這項活動本身就是一種靈性的休息。

不同的生理時間，會改變你的感受以及在公園散步對你產生的影響。工作日的下午在公園散步，會讓你獲得極佳的心理休息效果。如果你的雇主對此感興趣，你可以告訴她，研究顯示下午的運動（譬如在公園散步）可以顯著提升工作產能，這或許是藉由運動克服了下午經常發生的生物時鐘正常的倦怠遲鈍現象；同時，運動與光線也有益於身心。

傍晚在公園散步又不一樣了。隨著長日將盡，光線變換、移動，有時甚至詭譎多變。植物的外觀改變了，正如樹木在暮光映襯下的剪影，複雜的分枝圖案可能會以華麗的線條與節奏形式迷惑你的雙眼。

到了晚上，氣味會發生變化，顏色也是；眼睛會從著重視網膜錐狀細胞轉變成倚賴感應黑白色彩的視網膜視桿細胞，以有趣的方式改變反射光的相互關係。

傍晚在公園散步也有助於將工作與工作之後的事情區分開來。當你漫遊在各式各樣的植物之間，這一天會在不知不覺中被你畫下句點，加以總結並銘記在腦海之中；傍晚在公園散步，本身就是一種有益休息、沉思冥想的活動。

在公園散步，證明可為我們提供心理休息與靈性休息，如果你在散步的同時認識了朋友，還能建立起社交的連結。有時，你與陌生人——跟你一樣對自然地標感興趣的那些人——一起穩步前進所建立起來的連結，可能比一趟踽踽獨行持續得更為長久。

總結

在家休息能讓你享有結合了社交、心理、身體、以及靈性休息的非凡自由。家庭成員與朋友可以一起在安全、穩定、持久的環境中打造新的情感紐帶與聯繫。

在本章中，你會學到休息的需求如何隨著老化與生物時鐘的改變而產生變化。你會學到不同的技巧，關於如何：

- **全家一起晨間聚會**
- **一起享受晚餐**
- **傍晚一起散步**
- **獨自在公園散步**

重疊的時間，讓原本看似各行其事的全家人能聚在一起、團結一心，互相交談、勸誘、彼此學習。晚餐與散步，可以提供特別形式的溝通與交流，開啟未來的連結。當我們以截然不同的方式結合我們的想法與經驗時，簡單地在公園散步就可以讓我們的身心煥然一新、感覺好玩又有趣。

不同類型的休息技巧，的確會隨著時間與年齡而改善。當我們跟其他人一起練習這些技巧、並向他們學習如何創造新的方式來進行這些最簡單的生活作為時，這些技巧也會得到改善。在家打造的社交休息連結，可以創造出一種幸福、平靜的感受，更有效地阻擋來自外界的各種擔憂、焦慮、以及煩惱的逼近，同時讓我們與所愛之人更緊密地連結在一起。

chapter 8

工作休息

「我怎麼休息？沒有時間啊。在工作時休息？你一定是瘋了。」

一點也不。人不是機器，我們的身體本就是設計來在某些時候把事情做好，而在其他時候休息。

在工作時休息有種種好處。你可以在艱難的一天當中讓自己振作起來、恢復生氣活力，在精神極度緊繃的狀況下放鬆；做一些簡單而實用的事不僅能讓你感覺更好，還能提高你的工作成效。

儘管很實用，但要在工作時休息，有時仍然頗為困難。要做的事情著實太多了。除非你能得到足夠的休息。

如今，許多研究認為，社交休息活動——像是跟朋友一起走路去吃午餐之類的簡單活動——可以在下午一點到三點之間生物時鐘變慢的區間，顯著地提升工作的生產力。社交休息也可以讓員工之間的連結變得緊密，除了達成一般性的目的，還能重新整合運作失常的公司企業或公共機構。不同類型的社交休息，也可以在公司內部激發出更多創意的點子以及充滿創造力的員工。

然而，時間往往是工作上的一大挑戰。首先，人們會覺得沒有足夠的時間去完成他們必須做的事；其次，他們不總是能了解生物時鐘對工作表現的影響有多大，尤其是在壓力沉重的情況下；再者，要找到一個工作時能夠休息的地方，可能需要發揮若干獨具匠心的創意。

讓我們逐一來看看上面的這三個問題，先從時間的壓力開始。無法分配時間來休息、修復、更新，是一個主要的問題，但這也是為什麼本書中所描述的許多身體、社交、心理、以及靈性休息技巧，都被設計成可以迅速而有效地完成的一個原因。只要多加練習，大部分的這些技巧都可以在一分鐘之內完成。

讓我們來寫下這些不同的休息技巧，然後看看哪些可以在六十秒之內快速地完成。

快速休息技巧

身體休息

深呼吸

山式

重力式

心理休息

自我催眠（經過練習）

專注觀看

跟著音樂走

塞拔耳朵

社交休息

建立特別的關係

拜訪同事或鄰居（如果可以花兩到三分鐘時間來完成是最好，但若是時間急迫，也可以在一分鐘之內完成）

快速的聯繫

靈性休息

祈禱一分鐘

穿越時間

穿越空間

思考如是的本質

為你的一天設定節奏

隨著練習，你可以快速而有效地完成這些休息技巧。有些人會抱怨（如果有任何抱怨的話）要運用並加以組合的休息技巧太多了，造成我們將在最後一章〈讓你的生活奏出和諧樂音〉進一步討論的主題——過多選擇的障礙（an embarrassment of riches）。重要的是，要知道你可以在短短的時間內使用這許多種不同的休息技巧，其中大部分幾乎在任何地方都適用。而當你使用了各種不同的休息技巧之後，很快就會發現哪些是你自己最喜歡的、以及在一天當中的什麼時候使用它們對你來說最有效。結合不同的休息技巧，是為生活帶入心流活動、讓工作與休閒時光如音樂般美妙而充滿節奏的一個主要方法。

強力充電

有時候你會覺得就要被壓垮了，有太多的事情要做，卻沒有足夠的時間去完成。你需要快速的重新設定或是爆發的能量，讓你得以及時完成這些專案計畫。如果你的需求很大而時間很短，這些強力充電的方法可以提供你所需要的能量。試試以下這些休息技巧或它們的組合。

1. 塞拔耳朵。如果你的同事讓你七竅生煙，花幾秒鐘時間來塞拔你的耳朵；如果可能的話，在傾聽你的手指帶來令人滿足的寂靜時，也閉上眼睛十秒鐘。然後讓你的耳朵發出響亮的「啵」一聲，重新審視你周遭的世界。

首先，只專注在顏色上，說出你看到的顏色；然後，看看周遭物體的形狀，辨識出它們是什麼。接著，感受你所在的房間大小；然後傾聽，設法辨識你周遭的每一種聲音。在幾秒鐘內，你應該就能重新設定你的感知系統，讓自己準備好繼續往前邁進。

2. **山式＋深呼吸**。挺直站立，讓你的腳踝、膝蓋、臀部、以及肩膀呈直線對齊；吸氣時數到四，呼氣時數到八。傾聽並想像你呼吸時流動的氣息，在幾秒鐘之內，你可能會感覺自己沉靜如林、不動如山，準備去進行你需要完成的任何任務。

3. **跟著音樂走**。挑一首你喜愛的、節奏輕快的曲調，然後跟著它的旋律走。感受你的雙腿與雙臂呼應著輕快的拍子，在雙腳著地時踏出強拍，宛如跳舞般移動，但是有目的地舞動，興奮地邁入你的下一項計畫。

4. **建立快速的特別聯繫**。某件必須完成的事快把你壓垮了，但你幾乎沒有時間去做。儘管時間壓力極大，打給某個你信任的人，並在短短時間內與這個人建立特別的聯繫。這個人已經知道你可能會在艱難的時候打電話過去，如果你有機會，詢問對方的建議；如果沒有機會，只要請對方支持你，並知道隨時有人願意幫助你就好。

5. **自我催眠**。你的問題看起來似乎很大，大到無法在截止日期前完成。迅速地讓你自己進入放鬆、專注的自我催眠狀態，想像這項工作需要什麼，然後想像你自己迅速而有效率地完成它。如果你過於焦慮而無法自我催眠，想像你是你自己的同卵雙胞胎，住在一千英里之外。你將如何完成這項任務？當你在一分鐘之後張開雙眼，應該就知道該怎麼做了。

工作休息的所在

在許多工作場所中，要找到一個可以休息的好地方可能會有點困難；如果你是個學校老師，你的班上有三十三名一年級生，只要稍不注意，就可能導致未知、不堪設想的後果。還有在呼叫中心工作的人，每分每秒都被監控著，往往無法想像有任何地方可以讓他們休息。

切記：思即為行。你對大腦所做的事，會改變它的運作方式——化學方面、生理方面、甚至解剖結構方面的變化。要在艱難的工作環境中休息，你得動動腦筋，考慮不同形式的心智休息。自我催眠可以迅速有效地在一分鐘之內被誘導出來（我們將在下面的篇章中以大銀幕技巧向你展示）；專注觀看可以在二十到三十秒鐘完成，坐在任何桌椅上皆可；跟著音樂走也可以在二十到三十秒鐘瞬間完成，可以在你走到主管辦公室的途中進行。別忘了，塞拔耳朵可以，也應該適用於任何地方。

思考一下靈性休息的不同技巧。穿越空間與穿越時間都是需要心智專注的技巧，但是經由練習，幾乎可在所有的工作場所中進行，兩者皆是你可以隨時隨地進行的技巧，沉思如是的本質（靈性休息技巧之四）也是。

即使是那些像軟體動物一樣黏著在自己工作空間的人，也總有離開崗位的時候——每個人都得去洗手間吧。這趟短短的路程，可以被用來跟著音樂走，也可以用來拜訪一位同事，讓自己快速充電。等電梯？沒問題，這正是做山式的好時機。接聽一通難纏客戶打來的電話？利用深呼吸的好機會來了。

如果你很幸運擁有自己的工作空間，你可以開始做某些一開始可能難以想像的事，譬如小睡。找地方進行其他的休息技巧，像是重力式、或者午後花短短時間在庭園散個步；這些活動所需要的，不過就是跟你的主管進行不超過三十秒的對話、或是比去趟洗手間稍久一點的時間。這種休息的機會，也可以讓你離開你的舒適圈片刻，證明在工作場域結識其他人將為你帶來極大的助益。

因此，沒錯，工作時可以找出時間來休息，即使是必須被監控的電話工作人員，也有地方可以休息。但是，什麼時候是最佳的休息時機呢？

工作中的生物時鐘

你的身體從未停止工作，時間最長的休息——睡眠——在創造新的記憶、幫助學習、以及重建全身與大腦的細胞方面成效顯著。

就像睡眠，生物時鐘不論持續的時間長短，對我們的生活都有強大的影響。人們往往在春天比在冬天感覺更為精力充沛、活躍矯健，因為日光的季節性影響會改變人們的心情，從而改變主觀的身心能力。女性非常清楚月經會如何改變她們的身心感受。

然而，或許對於工作場所來說，最重要的生物時鐘就是二十四小時節律，影響人們的工作表現甚鉅。人體的核心溫度可以作為指引，延遲的時間大約是兩小時：核心溫度往上，警醒度提升；核心溫度往下或變得平緩，警醒度與敏銳度降低。這對工作會產生幾項可能的影響：

1. 對大多數人來說，警醒度的高峰落在上午十點到十二點、以及下午五點到七點之間。
2. 正常工作日的大部分時間（從上午到下午大約三點左右）是一段反應相對緩慢並缺乏警醒度的時間。
3. 在工作日的一大早，可以想見睡眠不足的美國人會變得遲鈍，與他們的最佳心情與巔峰表現相距甚遠。

換句話說，從生物時鐘的表現來看，標準工作日的大部分時間中，人們並非處於心智敏銳的狀態。

這就是休息的力量可以助你一臂之力的時候。只要有適當的時間與順序安排，休息技巧就能逆轉暴躁不安、疲累倦怠、遲鈍呆滯的情緒與狀態，讓這一天的工作重新充滿生氣活力。讓我們來看看，不同的休息技巧如何在不同時段拯救你的工作表現。

在白天工作的十小時中，如何安排適當的休息時機

除了輪班工作者（這個問題在我的《生物時鐘優勢》（The Body Clock Advantage）一書中有更詳盡的解說）之外，大多數美國人都在上午八點到下午六點之間完成他們大部分的工作，每個小時都有不同的需求與要求。這個事實讓你可以根據每個小時的特性，來為你的工作量身打造個人化的休息技巧。

讓我們逐一檢視這些工作時數當中的每一個小時。

上午八點鐘

工作日的開始通常是既忙亂又有點瘋狂，得將你的大腦從前一晚可能不怎麼充足的睡眠中喚醒、檢查工作上的問題、並且快速解決前一天留下來的棘手問題；此外，還要讓其他人知道你在場、意識清醒、已準備好進行必須完成的任務。

你可能已經享受到晨間聚會（第二十四天在家休息的技巧）的好處，這項技巧提供了你有條理的架構，並且幫助你準備好面對這一天的工作事項。但現在，你已經抵達上班的地方——可能是步行、騎單車、開車、搭火車或巴士前往——並希望能迅速進入狀況。

美國人大多開車去上班。當你下車時，不妨把從停車處走到辦公室的這段路，視為一個休息的機會。

你可以跟著音樂走（心理休息技巧之三），如果你想要的話，可以運用 iPod 之類的

音樂播放器與手機裡的串流音樂APP，但你也可以傾聽自己腦海中的音樂；或許你的腦海已經在自動播放了，雖然有時候你並未意識到這一點。在你走到辦公室的途中，挑選一首節奏輕快、動聽易記、充滿活力或純粹就是很快樂的曲子。畢竟，你正處於身體核心溫度曲線的上揚階段，所以此時，你應該會更加警醒並充滿活力。

當你跟著節奏走時，試著讓這首歌曲、調子、或是即興重複的旋律流經你全身。如果是一首進行曲，就跟著拍子前進；如果是悅耳、歡快的情歌，試著用你的胸膛與雙臂去感受歌曲中那種彼此緊密連結的深切情感。

如果可以的話，在你的步伐中加入一些舞蹈的節奏——即使你進入的工作場域，在那個早上感覺毫無吸引力可言。切記，只要多加練習，你就可以開始更充分、更完整地控制你的意識，從而為你的身心帶來更多樂趣。

當你在等電梯、或發現自己正在排隊等待中，不妨做做山式（身體休息技巧之二）。如果你看到某個讓你感興趣的同事，而且你不必趕著進辦公室，不妨花片刻時間跟這個人聊聊（社交休息技巧之二），問候他跟他的家人可好；或者看看她的臉、她用雙手托住自己的方式，她看起來是否疲累？或許你會想起一個笑話，可以立刻讓你們建立起連結。

當你進入工作場域或是來到辦公桌前，就是將幾種休息技巧結合起來、展開這一天的時候了。

第28天：工作休息技巧之一——想像這一天的工作

你在想像這一天的工作時，可以或站或坐，雖然大部分人會在辦公桌前運用這項技巧。

先做幾個簡單的深呼吸（身體休息技巧之一）。張開雙唇，吸氣時數到四，呼氣時數到八。

想像空氣沿著你的咽喉往下移動，進入氣管，迅速沿著錯綜複雜的小支氣管進入肺泡。感覺你的胸廓往上、往外移動，在腦海中想像空氣流進你鮮豔明亮的肺泡之中，讓血液飽含賦予你生命活力的氧氣。

兩到三個深呼吸之後，想像你眼前有一張紙（如果你想要的話，也可以真的拿一張紙出來），在紙的中央畫出一條垂直的線。

在這張紙的左邊，想像你列出了這一天的優先事項。首先，你只需列出三項；首要之務很重要，想像這項任務，並試著在你的腦海中清楚設想這項任務的需求是什麼。

今天或許就是很重要的一天，你計畫完成一個你已經努力了好幾個禮拜的案子，或者你想跟你的主管開個會；你的主管正在考慮擴展你們的部門，並希望選擇你來擔任管理者。或許，你得了重感冒，只希望安然地度過這一天，不至於精疲力竭、元氣耗盡、或是感染其他人。

清楚記住你的首要之務，然後轉向這張紙的右邊，這一邊代表你的一天，以小時為單位來標記。現在，來看看上午八點、九點、十點，以一小時為單位來思考你的時間。

想想你可以如何在每一個時段將你的首要之務付諸行動。在第一個小時中，你可能別無選擇，只能先當救火隊、解決棘手問題，並完成例行的基本作業；但是到了九點鐘，你應該要準備開始進行你的首要之務了。試著盡你所能，盡快著手進行。

如果你可以用上半個工作天來解決你的首要之務，那麼你可能就有機會獲得一種真正的成就感。

接下來，一個小時、一個小時地逐一檢視你這一天中剩餘的時間，看看你的日程如何安排，確定你可以在何時開始處理你的第二、第三優先事項。或許你根本就無法著手進行你的首要之務，但如果是這種情況，重要的是你在這天的一開始時就得先清楚知道這一點。

現在，當你在腦海中迅速檢視一遍你這天的每一個小時，思考你想在何時嘗試哪些休息技巧，設法在你日程表的特定位置保留進行這些技巧的時間；切記，如果休息得當，你的工作效率會更高。

結束你對這個工作日的想像時，對你自己覆述三件事：(1)你的首要之務是什麼；(2)你認為自己何時可以分配最多、最有效的時間來進行這項任務；(3)你為這一天所挑選的休息時間與休息類型。

現在，你已經完成想像你這一天真正想去做的事，以及你想在何時著手進行它們。我們現在可以進入這個工作日的第二個小時了。

上午九點鐘

除非你的工作時間是從上午九點開始，否則，到了這個小時，大部分人都已經全神貫注在他們的工作上了。

當救火隊解決棘手問題，對某些人來說可能有些困難，但別忘了，塞拔耳朵（心理休息技巧之四）是隨時可行的休息技巧；你只需要將手指放進耳朵裡五到十秒鐘，如果情況許可，你可以同時閉上雙眼。

當你張開雙眼時，環顧四周；看看周遭的色彩、光線、家具的形狀，然後傾聽周遭的噪音。專注在你所有的感知上，注意你如何去看這個世界。

現在，你已經重新設定你的感知，思考你眼前的任務。要做的事還是太多嗎？你能否把不同的任務切割成數個可行的小部分？你的主管今天似乎相當暴躁，這是否讓你很惱火？幾秒鐘之後，你應該會感覺更為踏實、抵定，準備好重新面對眼前的不同任務。

或許，你的這一天反而因此而過得很精彩，你覺得樂於其中、身心舒暢，也把該做的事情都做完了。

為這一天設定節奏並進行快速的休息，十分值得一試。深呼吸片刻，或專注觀看你周遭某個令人愉快的美好事物（心理休息技巧之二）。認知到改變方法、以各種變化多采多姿地度過這一天，不但能激發你的能力，更能安定你樂觀的好心情。

上午十點鐘

除了生物時鐘極端的貓頭鷹之外，我們大多數人到了上午十點鐘時，生物時鐘正朝著積極的方向移動；有許多事要做，而我們也正努力地去完成。

然而，你不會想在同一個地方待太久，你的身體需要休息，也需要做些活動。

如果你的工作會讓你在一天中大部分時間都待在固定的地方，起身走動走動會是個好主意。這時可能是個好時機，你可以走過去找同事討論某個你們一起進行的案子；如果這個方法不可行，你可以考慮繞著辦公室或穿越辦公室快速地走一圈；如果你需要找個藉口，那麼就說你要去上洗手間。在洗手間走動，還真的是把這個地方變成了休息室（rest room）。

當你走動時，將你跟隨著音樂的步伐轉換成截然不同、充滿活力的曲調，然後一邊跟身旁的人打招呼。當你走過你的辦公室或工作場域時，想像所有就在那裡的物體——你腳下的混凝土，牆壁中的鋼筋，地板材料無盡延伸的粒子，家具設計中所使用的許多不同、歷史悠久的表現形式，以及光線移動時的深淺變化；這是對如是本質的一個小小的提示，提醒我們可以在瞬間學會思考這世界的無限多樣性。在工作時，利用這些有益休息的短暫提示，提醒我們還有一個超越自身的偉大世界存在，可以不時地讓我們的心智得到休息。

上午十一點

現在，你應該會感覺較為振奮了。上午最警醒的時刻已經到來。

此時，正是練習大螢幕（big screen）技巧的好時機。

第29天：工作休息技巧之二、三——大螢幕；小睡

在傳統的工作場域中，上午十點半或十一點是工人喝咖啡或茶的休息時間。在把人當成機器的悲哀想法下，咖啡休息時間或許已經不復存在，但上午十一點仍然是重新評估你的這一天並加強使命感的好時機。

你可以利用自我催眠（心理休息技巧之一）來開始進行大螢幕技巧。首先，給自己找一個舒適的地方坐下，身體坐正。

現在，用左手（如果你是左撇子就用右手）蓋住雙眼。眼球朝上直視天花板方向，眼皮閉上。深吸一口氣，屏息幾秒鐘；此時，雖然你的雙眼緊閉，但你仍然往上「直視」著天花板。

現在，在你的腦海裡想像你現在坐著的地方。

看看這個房間、牆壁、地板，看看你有些凌亂的辦公桌、你同事一片狼藉的辦公桌，以及劈啪作響、發出黃色燈光的螢光燈——彷彿你正從巨大的電影螢幕上看到這一切。現在，你看到你自己也出現在螢幕上。

當你平靜地觀察螢幕上的自己時，保持緩慢而深沉的呼吸。你是否已經成功地完成了你的首要之務？你是否設法努力去完成它？

想想你已經完成了什麼，以及你在這一天剩下的時間當中真正想做些什麼。當你在想像這一天剩下的時間，在螢幕上看見你自己已經完成了任務；同時，你也看見了你需要採取的步驟，以及讓一切順利進行的行動順序。

你的雙眼仍然朝上看，你的手也仍然放在臉上蓋住雙眼，但你正在思考並且看見你想做的事，你也在思考當這一天結束時，你想去哪裡。當你的呼吸放慢時，想想你可以完成目標時，會有什麼樣的感覺——內心的滿足感將會油然而生。

結束大螢幕技巧時，垂下你的眼睛，做最後一次的深呼吸。然後張開雙眼，把手從臉上拿開。

現實可能並不總是如你所願，但你現在已經看到了前進的方向。大螢幕技巧讓你得以評估你的這一天，意識到它的挑戰，確定你需要完成這些挑戰的技巧；而這一切，都在你端坐在你的椅子上時完成了。

大螢幕技巧可為幾乎所有工作場域帶來諸多好處。首先，你幾乎可以在任何地方使用這項技巧，包括了無聊的商務會議——當你看著好幾個人除了廢話連篇，什麼效率也沒有。在這些時候，利用大螢幕技巧去了解工作的策略、人們想要什麼、以及他們用什麼技巧去得他們想要的。你也可以在巴士或火車上、或是坐在汽車的後座時（假設開車的人不是你那位需要動白內障手術的祖母）進行更以個人為中心的大螢幕技巧。無論何時何地，你只要感覺安全就可以進行這項技巧——希望這意味著你可以經常進行。而就像其他休息技巧一樣，你的大螢幕技巧也會隨著練習而愈來愈純熟。

其他技巧也可以在上午十點到十二點之間，當你的生理警醒度達到第一個高峰時，用來再次確定你的目標與重點。諸如穿越時間與空間的靈性休息技巧，可以讓你快速地平靜下來，同時提供你對於自己身在何處、以及將往何去的洞察。上午十點到十二點之間也是快速建立特別聯繫（社交休息技巧之一）的好時機，快速地給某個你信任的人打個電話或發個電子郵件，讓對方知道你就在那裡而且你很在乎他。

中午

中午是傳統的午餐時間，也是經過認可的社交休息時間。與同事走路去吃午餐或是在公園一起散步之類的技巧，提供我們的不僅僅是社交連結，如今許多研究指出，在陽光下步行或活動，可以促進下午一點到三點之間、生物時鐘較為難熬的這個時段之生產力；同時，在綠地散步對於健康以及警醒度都有直接與間接的好處。

在風雪交加的寒冬，要在公園散步的確有難處；然而，即便大地被新雪覆蓋住了，冬日的景致仍有其獨特之美。當人們被一個充滿活力生氣的環境——在許多文化中就代表了生命本身——所圍繞、與大自然產生連結、並且感受到他們屬於某種比自身更偉大的事物時，會產生更加美好的感受。

即使你無法在戶外散步，中午時分也是進行心理與靈性休息的絕佳時機。如果你在用午餐時沒有機會跟一位同事坐下來聊聊天，你也可以利用專注觀看的技巧平靜下來並釐清你的思緒；如果你被困在辦公桌前走不開，也可以對某件大自然的事物進行觀看與冥想，你可能會發現這麼做很有幫助。如果你是出了名的植物殺手，連仙人掌與翡翠木都能在幾天之內被你養死，那麼就在附近放些來自大自然的無生命物體吧。可以是水晶或形狀有趣的石頭，是你在自己特別喜愛的一趟旅行中撿拾回來的；專注地觀看它片刻，試著只看著它。在午餐時間，有許多不同的方法可以讓你得到休息。

下午一點鐘

如果你在午餐時間有利用社交、心理、或許還有靈性休息的技巧好好地休息了一會兒，那麼下午應該會發揮相當可觀的生產力。但是除了才剛振奮起來的貓頭鷹，對許多人來說，下午一點到三點之間是反應相對緩慢遲鈍的時段；如果你可以控制你自己工作任務的順序，那麼這個時段比較適合做些不太需要腦力以及心智專注力的事情。遺憾的是，這往往只是個幻想；所以，你可能會想要利用特定的休息技巧讓自己保持專注，譬如自我催眠或快速的社交連結。

如果你感覺有些疲累、遲緩，站起來花上一分鐘時間做做山式。讓你的腳踝、膝蓋、臀部、肩膀沿著同一條假想的直線對齊，同時緩慢地深呼吸。藉由不斷的練習，山式通常都能幫助你保持警醒。（如果你知道其他更複雜的瑜伽體位，也可以花點時間去做。）

下午兩點鐘

下午兩點到三點之間，對大部分人來說是個惡魔時段，許多人都會在此時感覺萎靡不振、疲累不堪、睏倦不已。

但這正是進行身體休息技巧的好時機。

小睡

現在，你已經從第三章中知道如何花短短時間進行有效率的小睡。許多人認為，工作時的小睡，即便在道德上可以容許，也是不可能做到的。但我並不同意。

我剛開始在下午兩點到三點之間小睡，是在我任教於布朗大學的時候。我的辦公室既宜人又舒適，還有一扇我可以關上的門，但是並沒有任何沙發或是顯然可以用來睡覺的地方，只有一塊地毯。我的第一次小睡發生在某次我工作到很晚、睡眠時間被大幅縮減之後，當時我躺在地板上，並且把一件夾克摺疊起來當枕頭。

那段日子我鮮少小睡，然而，當我在腦袋下加了一顆枕頭、在眼睛上添了一副簡單的眼罩（一條摺疊的毛巾）之後，終於讓小睡變得簡單多了。

如果你可以控制你的工作空間，小睡並不難。一塊瑜伽墊可以當成榻榻米，既便宜又好用。你也可以在椅子上放個靠枕，並用那個靠枕來當成枕頭；或者，你喜歡用空氣枕，要用的時候充氣即可。一個晚上睡覺時用的簡單眼罩，就能有效阻擋白天刺眼的陽光。

幾個有用的訣竅可以讓你成功地小睡。首先，如果你在工作中，把小睡的時間控制在十五分鐘到半小時之內；時間比這更長的小睡，往往會讓你落入更深沉的睡眠階段。但你不會想要這樣。因為更深沉的睡眠意味著睡眠惰性，會讓你在醒來的時候感到遲鈍而呆滯。

你可以用廚房計時器或手錶鬧鐘來控制小睡的時間。

把你小睡的位置弄得舒適些，並試著讓你的空間盡可能地安靜。你或許必須關掉電腦與手機的聲音。如果你確定此時不會有任何來電，就可以把手機或電腦當成你的計時器。

如果會有很多人來向你彙報，看看他們能否在短時間內不來打擾你。

無法小睡的工作環境

儘管有好幾項研究顯示小睡可以提高工作表現，但許多主管卻不相信這個事實。你只得向他們證明這一點。

讓你的雇主知道，你會小睡是因為小睡可以顯著改善你的工作績效。如果你的工作產出很容易量化，那麼，藉由追蹤你一週有小睡與一週沒有小睡的產出，就能讓你的雇主看出其間的差異；當你有時間休息，你的生產力就會逐步上升，這一點通常可以得到證明。

如果你無法控制辦公室的空間，就得找個可以小睡的地方。工作場所通常都有會議室，而且大部分時間不會被占用；或者，有的辦公室偶爾會空出來且無人使用——這是另一個你得時不時去同事那兒走動的原因，因為他們往往可以向你伸出援手，包括讓你進入可以休息的好地方。

如果你就像許多美國的工作者一樣，並非嚴守八點到五點、或九點到五點的工作時間，而是整天都在工作，那麼你可能有時必須小睡一下，才能保持隨時準備待命的狀態。

然而，就像在第四章〈心理休息〉中所述，你也可以選擇嘗試非小睡的假寐。非小睡的假寐有許多好處，譬如坐在你的椅子上就能完成，而且往往只需要一、兩分鐘時間，就能讓你進入心理休息的狀態。

相反地，如果你真的需要迅速地清醒過來，涉及步行的身體與社交休息往往是更為合適的技巧，尤其在陽光下進行效果更好。而在下午一點到三點之間，強力充電的技巧更適用於達成這個目的。

下午三點鐘

夜班工作者精神最不濟、體力最不支的時間，往往是落在凌晨四點左右；而日班工作者最難熬的時間，則通常是在下午三點左右。

一般來說，警醒度可以藉由社交活動來提升。到了下午三點左右，你可以考慮花點時間拜訪同事或者跟著音樂走；此時，也是重新介紹一項強大技巧的好時機，這項技巧在網際網路時代之前的職場上由來已久——咖啡休息時間。

第30天：工作休息技巧之四——咖啡或下午茶休息時間

工作時，最佳的休息時間是在下午三點或三點十五分。如果做法得當，會讓你獲得充分休息並幫助你更有效率地工作。這段工作的休息時間可以提供咖啡或茶，但它們絕非必需品。

我年輕時曾就讀英國的薩塞克斯大學（University of Sussex），後來去劍橋進修。在薩塞克斯大學，我進入了分子科學學院（Molecular Sciences），對英國實驗室的生產力留下極為深刻的印象。

英國科學家有著截然不同的工作方式。在我曾經賣命工作的美國實驗室，似乎是依照鑾力原則在運作；意思是，如果你一天可以做二十小時的實驗，當然比一天只做十小時實驗要好上兩倍。

英國人的做法可說是完全相反。他們不贊成冗長的工作時間，但這並未阻止人們週末進來實驗室「只是為了看看情況有什麼進展」。至少從我低微的位階來看，英國實驗室的氣氛似乎沒有美國實驗室那麼緊繃。

準時地在上午十一點與下午三點半左右，那些走得開的人會暫時放下手邊的工作，聚在一起喝杯茶；研究生與博士後研究員會聚集在他們的實驗室負責人身旁，一邊攝取咖啡因、一邊聊天。

有時，這些對話是令人愉快的閒聊；但更多時候，他們會討論自己的工作，包括他們已經完成的事、還沒完成的事，以及什麼似乎是有效的做法。

人們在這種時候會自然而然地互相合作，以輕鬆的方式回答彼此的問題，截然不同於我所知的、美國每週固定召開的實驗室會議。他們甚至勞師動眾地將來自不同實驗室的人聚集在一起。

薩塞克斯大學分子科學系的表現十分傑出，有好幾位教職員都是英國皇家學會（Royal Society）的成員，甚至包括了一位罕見的諾貝爾獎得主。他們似乎都會很自在地走到彼此的實驗室，討論自己遭遇到的問題與挑戰；雖然有時候，他們的研究領域南轅北轍、毫不相干，人們還是十分樂於花時間跟同事一起暢談他們的想法。

之後，矽谷也遵循了類似的做法，使得許多公司締造出生產的佳績。英格蘭最偉大的詩人之一鄧約翰（John Donne）曾說：「沒有人是孤島。」他是對的。

你可以自己享用這段咖啡或下午茶的休息時間，如果你必須的話；但試著與同事一起歡度，如果你可以的話。這些同事可以是你工作上關係最密切的同事，但不一定非得如此；花個五到十五分鐘的時間，跟你工作場所中某個不是你經常往來的同事一起休息、聊聊天，也會很有樂趣；若非如此，你平時可能很難有機會接觸到這位同事。

於是，你就有機會可以進行社交連結，從而讓自己獲得社交休息。了解你工作場所中其他部門所發生的事，可以提升你以及那些與你交談者的工作士氣，因為資訊以傳統的面對面方式、在人與人之間傳遞交流；同時，你也能藉此突破在整體生產力趨於低落的生物時鐘時間工作的障礙。

休息是一種更新。如果你沒有機會與同事建立社交連結，你還是可以沖泡一杯美好的綠茶，細細品嚐它，然後專注觀看片刻，讓你迅速地放鬆心情、安定下來。

下午四點鐘

到了下午四點的時候，大多數人與生俱來的警醒度正逐漸提升。此時，建立快速的社交連結會很有趣；而為了讓生活更有節奏，在不突兀的情況下與工作之外的人交流，也會為你帶來諸多樂趣。

如果有機會，不妨把這個小時用來進行天馬行空的藍天思維，敞開你的心胸去想像某些顛覆傳統、徹底創新的計畫或案子。花幾分鐘散個步，尤其在一座花園或庭園之中，可以讓你運用這一天的所有經驗想出應對工作挑戰的新方法。

下午五點鐘

在你下班之前，你會想要做個盤點、評估一下你的這一天。

雖然你可能很興奮終於可以下班、回家與家人相聚，但不妨先花點時間深呼吸（身體休息技巧之一），然後想像這一天的工作。

一旦你感覺放鬆而專注，想想你今天努力完成了什麼任務。你是否著手處理了你的首要之務，並且達成了階段性任務？如果沒有的話，試著想想你第二天要用什麼方法達成。

接下來，看看你這一天學到了什麼。可能是你從某個同事那裡學來的新技巧，或是你明白了，如果你想在你的上司趕去午餐前跟她談話，她就會暴跳如雷、大聲咆哮；想想你這一天所有的行動當中，哪些是真正顯著而突出的成就。

最後，想像你這個白天剩下的時間，想像你所期待的可能性與樂趣，你很快就能將它們付諸行動。

在工作日結束之際，也是運用靈性休息技巧的好時機，你可以穿越時空、或是花片刻時間專注於區分主觀與客觀。在工作日接近尾聲時，感受你與更廣闊世界的連結往往是件好事，可以提供你另一個機會，讓你對今天所做的一切充滿成就感。在這天工作結束之際，利用靈性休息技巧可以讓你充滿樂趣，宛如一段音樂完結的尾聲。這一天工作上的強烈情緒、壓力、以及成就，可能會在此時此刻激發某些更沉靜、更平和的感受，因為你愈來愈能清楚地覺察自己身在何處以及將往何去。

總結

在工作時休息是可能的、也是必要的。雖然要找出能休息的時間與所在可能需要發揮一些獨具創意的巧思。工作休息會修復你，並賦予你這一天充滿節奏的模式，提高你的生產力以及個人的成就感與樂趣。

在本章中，你學到了四種不同的工作休息技巧：

1. 在你展開新的一天之前，想像這一天的工作，確定你的首要之務以及達成它的方

法。

2. 大螢幕技巧可以在幾秒鐘內給予你平靜與洞察，同時讓你更加了解你在辦公室人際關係中的位置。

3. 短暫的小睡可以讓你從下午一點到三點之間的生物時鐘死區（biological dead zone）中重振精神、恢復活力。

4. 快速的咖啡或下午茶休息時間毋須提供咖啡或茶，但可以發揮計畫、合作、以及社交連結的作用，有助於你和你的組織提高生產力並維繫更為緊密的社交關係。

不論是在工作、在家、或是在玩樂，休息都是一種修復。你所學到的這許多不同的休息技巧，可以互相搭配與結合，以便符合幾乎所有的工作日或環境的需求，從而為你提供一系列的行動與休息，並且讓你的壓力最小化、樂趣最大化。

Part
2

合而爲一，
讓生活充滿美妙樂音

chapter 9

安排順序

——如何藉由心流對治一心多用與煩悶無聊

人生苦短，當你可以同時做兩件、三件、或五件事的時候，為什麼要只做一件呢？

一心多用讓我們可以同時做許多事。當我們一心多用、在空中耍弄的球愈來愈多時，會感覺既新奇又熱鬧；一心多用把平常的任務猛地揉成一團，像是驚險刺激的遊樂園設施，挑釁我們能做多少、能走多遠。無怪乎有這麼多人抱怨一心多用，卻又經常一心多用，因為一心多用可以帶來極大樂趣。

只是，人類的大腦不怎麼擅長一心多用。人類的設計顯示，不論我們認為我們同時做了多少事，事實上，人類的大腦幾乎是一次只做一件事。

幸運的是，有些選項可以讓一心多用更有效率而且相當有趣。米哈利・契克森米哈伊的心流概念，讓許多最枯燥乏味的工作也能被轉化為有趣的活動，並提供了用專注來克服分心的簡單指引；如此一來，我們就能同時享受樂趣並且更有生產力。接著，如果我們結合心流與適當的排序，許多看似不可能的事就會變得可行；有時候，它們甚至會隨著練習而變得愈來愈容易。

人們一心多用是有原因的。他們享受一心多用，或者在忙碌的工作與家庭環境下，他們覺得自己別無選擇，只能一心多用。而且，你如果沒有足夠的時間去完成你一定得做的事，什麼時候才會有時間休息呢？

答案在於了解人體真正的運作方式，讓它與生俱來的節奏、循環、內在的音樂為你工作，而非與你對抗。我們需要活動，也需要休息、更新、修復，我們需要知道如何與何時去做這兩件事；這會讓我們有機會完成許多工作，同時也能享受美好的時光。

一心多用以及感官超載的樂趣

從一環馬戲團演變成三環馬戲團、再到五環馬戲團。如果你玩電動遊戲，你可能在攻擊、抵抗外星怪物的同時，一邊計畫對隱秘的帝國基地進行戰略性的猛攻、同時又設法營救你那些遭遇埋伏的同袍，直到不知從哪兒冒出來的飛彈把你炸飛。當你參加一場狂歡派對，瘋狂地跟著節拍急快的電音起舞時，它的樂音會振動你的耳膜、節拍會穿透你的骨頭；此時，你會在狂喜中引爆你的大腦，因為過多的資訊會讓你的神經迴路超載。

我們許多人都十分享受感官的超載，當一切同時發生時，我們會感受到一股激動又興奮的快感。然而，人們喜歡一心多用還有其他原因。最近我去到一位二十幾歲的畫家朋友家中拜訪，他正在進行一項美國與中國之間的跨文化藝術計畫；當時，他剛好不在，只有他的兩位室友在，兩個大學剛畢業、聰明又有趣的女孩，她們邀請我在那間搖搖欲墜的迷人小屋中逛了一圈，然後坐下來閒聊，大概是這樣。

我滑進一把舊椅子，兩個女孩坐在我對面的一張黃色布沙發上，分別占據了沙發的兩端；她們的身體往前傾，從兩台筆記型電腦上方不時掃視我一眼，在我們談話時，她們仍然繼續在電腦上打字。

因為我來自一個不同的世代，我內心的第一個反應是隱約覺得她們不太禮貌；但我很快地檢視了自己，旋即明白我錯了。我的這兩位新朋友跟我相處的方式，跟她們與其他朋友相處的方式並沒有什麼兩樣——在我們交談時，她們一邊上網、寫電子郵件、回覆一兩則即時訊息，偶爾還會搜尋我提到的某些事項，然後再回到我們的對話上。

我問她們為什麼要在聊天的同時，一邊打字、傳訊息、看影片、閱讀。她們對我提出的這個問題感到很驚訝，她們解釋，她們在這個下午所做的事，對她們來說再正常不過了，完全是例行公事，也頗令人感到愉快。然後其中一人說，她喜歡同時做好幾件事，因為「這樣才不會無聊啊」。

根據我的臨床經驗，無聊會讓人們感到害怕，他們會開始覺得孤立、失去了束縛、孤單又寂寞。當你無聊時，所有潛伏在內心的惡魔都想逃出來；突然之間，過去的傷痛、對未達成的期望無庸置疑的恐懼、對未來的焦慮不安，不知從哪兒全都冒出來了。人們不斷地反芻著他們的擔憂，彷彿他們正站在一條看不到盡頭的機場安檢隊伍中，不知道他們是否會被要求通過一扇沒有標記的門。

在美國，我們被教導要努力工作以避免無聊。煩悶無聊是我們的大敵，所以看到許多孩子每天發送數百條簡訊，也就不足為奇了。

我父母的世代有書、收音機，最後才有電視。在過去那些日子裡，人們大都認識他們的鄰居，經常拜訪鄰居朋友，也努力自娛。

如今，人們在任何他們所選擇的地方都可以享受替代性的娛樂，地球上幾乎沒有幾個地方找不到多種的娛樂選項。你只需要電池跟某個裡頭有晶片的東西，不論是手機、筆記型電腦、手持設備、或是時尚的電子閱讀器。有太多可以立即獲得滿足的娛樂管道，以至於我們無法花時間去想像，我們到底失去了什麼。

分心對上專心：一心多用的問題

一心多用並不是什麼新鮮事，人們已經這麼做了數千年。我們研究一心多用已經超過了一個世紀。

這些研究對於大腦如何處理一心多用有什麼發現呢？加州大學聖地牙哥分校的哈羅德．帕什勒（Harold Pashler）在一九九四年寫了一篇精闢的報告，彙整了一百多年來對於一心多用的心理學研究。以心理學研究術語來說，這個問題被稱為「雙重任務干擾」（dual-task interference）。

我們太常同時做兩件事，以至於我們幾乎不會去注意到這個問題。我們會一邊在街上走著，一邊嚼著口香糖；我們會在鄰近街區漫步，同時跟朋友閒聊。如果這就是一心多用，沒有多難啊。

你會以為多重活動是如此簡單而尋常，以至於很難去證明雙重任務干擾的影響。然而，帕什勒與其他許多人數十年來的所知恰恰相反：同時執行兩項非常簡單的任務，的確會搞砸人們的表現。

即使這項任務簡單到像是，當你聽見嗡嗡聲時就按下按鈕（所謂的反應時間〔response time〕），也會因為雙重任務干擾而產生顯著的改變。

特爾福德（Telford）在一九三〇年代早期曾經做過若干經典的實驗，利用蜂鳴器讓人們對兩種刺激——一種緊接在另一種之後——做出反應，然後檢視他們的反應時間。發生的情況是，當兩個聲音的間隔時間變短，人們對第二個聲音的反應也變慢了；這意味著當兩件事情被放在一起時，它們接連發生的速度愈快，人們的反應就愈糟。特爾福德與其同事將這種現象命名為「心理不反應期」（psychological refractory period）。

我們整天、每天都會撞上這種心理不反應期的障礙。問題在於，是什麼原因造成心理不反應期？經由多年的實驗，人們終於搞清楚，那是由於大腦出現了某種瓶頸；當你從一項任務轉移到另一項任務時，有某種東西拖慢了這整個過程。

大衛・邁耶（David Meyer）在二〇〇一年進行的實驗，對這個原因提供了若干見解。他的研究小組提出，當你從執行第一項任務——即便是最簡單的任務——轉為執行第二項任務時，有兩件事必須發生。首先，你部分的大腦必須「轉換目標」，這意味著你必須開啟並關閉大腦的不同區域，讓你得以⑴注意正在發生的事情，以及⑵去執行第二項任務。

接著，大腦必須做某件叫做「激活規則」（rule activation）的事；這是當你的大腦藉由計算可能性與順序，並展開下一組動作順序的時候。如果我要同時做嚼口香糖與走路兩件事，大腦必須取用一整套的規則來決定皮層的哪些部位必須被開啟，才能保持咀嚼肌跟運動肌群同時運作。如果我又想同時走路、嚼口香糖、交談，那麼突然之間，大腦又必須轉換成另一套全新的目標與規則了。

所以，在我們感覺似乎毫不費力就能自動完成的事，對大腦來說可是一點也不簡單。大部分多重任務的處理，被認為是發生在大腦的前額葉皮層部位；人類的這個部位所占據的皮層空間，大約是黑猩猩的兩倍。前額葉皮層的作用據說是支援大腦的執行功能，而大腦又被視為是身體的執行器官。

當然，實際的運作遠比這複雜得多。前額葉皮層必須不斷與額葉皮層（frontal cortex）交換訊息，額葉皮層是我們許多肌肉動作與有意識的長期目標相互協調的所在。以這個例子來說，我們走路的原因是因為我們想去餐廳吃披薩，這就是我們的目標。大腦其他「安靜」的部位，譬如小腦，也各自發揮了複雜的功能。如果你想去做某些著實複雜的事，譬如跟朋友一起走去商場，大腦許許多多的系統就必須同心協力地運作。

而不論有多少任務得進行，大部分都是一項項按照順序來完成。麻省理工學院的厄爾・米勒（Earl Miller）所進行的研究顯示，即使是一心多用的人，一次（或一段時間）

也只能專注在一件事、最多兩件事上。

所以，你可以想像當人們設法結合某些不像走路——人類演化了數百萬年的一項重大過程——那麼日常又自動的動作時，結果會是如何。當大衛・邁耶要他的學生們從數學任務轉換成寫作任務時，他們的整體表現顯著下降；被要求的表現愈複雜，結果就愈糟。

當你檢視實際的職場研究時，結果只有更糟而已。加州大學爾灣分校（University of California–Irvine）的葛洛莉雅・馬克（Gloria Mark）所進行的研究顯示，今日的工作者通常只能專注在自己的任務上十一、十二分鐘，然後就會被別人打斷、或是被他們自己打斷；而他們通常得花上兩倍於之前的十一、十二分鐘以上的時間，才能再回到原來所從事的特定任務上。

即使我們很享受一心多用，但一心多用意味著能被完成的工作更少。如今，一心多用有時會帶來致命的結果，尤其在我們從事機械運輸工作時更是如此。我想起二〇〇八年在一場重大意外中喪生的一位洛杉磯列車長，他在一邊駕駛時一邊發簡訊；還有就是人們在一邊開車一邊講手機時，車禍事故就增加了四倍之多。一心多用總是把事情搞砸而導致嚴重後果，邊發簡訊邊開車，尤其是一種獨一無二的災難。

更怪的是，最近的研究顯示，習慣一心多用的人處理多重任務的表現，往往比不常一心多用的人還糟；克利福德・納斯（Clifford Nass）與史丹福大學的研究人員在二〇〇九年的報告指出，不僅一心多用的重度使用者在實驗室中執行多項任務時表現不佳，同時，一心多用的低度使用者表現得一律比重度使用者更好。有趣的是，那些鮮少一心多用的人認為自己的表現很糟，而經常一心多用的人卻認為自己的表現極好！

儘管證據確鑿，我們的社會對於一心多用的容忍度及其所犯下的過錯卻失之寬鬆。許多州已然通過法律禁止開車時講手機，但我住的這一州（佛羅里達州）並未如此，只有少數幾個郡有限制開車時不得講手機。或許，一心多用對我們來說太好玩、吸引力太大，以至於我們並未注意到它會帶來什麼樣的後果，也並未認識到我們可以如何有效地對付它——藉由逐一、按照順序的方式去進行任務。

心流的音樂

米哈利・契克森米哈伊並非一個家喻戶曉的名字，但這位芝加哥大學的前任教授所帶來的影響，比我們大多數人所知道的還要深遠。正向心理學運動（positive psychology movement）即源自於契克森米哈伊的研究成果，尤其是在它與認知治療經過相互交流、彼此影響之後。

契克森米哈伊對於心智以及我們如何自得其樂的了解，深入而廣泛。藉由對於最理想經驗的研究，他終於拼湊出如今所謂的「心流」。

在最深度的心流經驗中，人們全神貫注於自己的活動，甚至到了渾然忘我的境界，以至於時光飛逝、或說時間失去了意義；當你完全沉浸於心流中，你所做的每一件事、你的每一個想法與每一項行動，都會無可避免地跟隨著心流起舞，並且占據你全副的心神。

然而，許多心流活動是相當尋常的體驗。希望（好吧，我非常希望）你在閱讀本書時，也能形成心流的體驗。當人們沉浸在閱讀中時，他們是在與作者對話、檢視他／她的舉例、在內心想出並論述若干反例、做出回應並記憶。我們大多數人都能想起自己曾經閱讀一本好書而沒有注意到時光的流逝，直到看完時感覺既悲且喜——喜的是終於看完了，悲的是再沒有更多令人期待的內容可以閱讀了。或許最容易領會的心流經驗，是發生在我們玩遊戲時，譬如打網球；心流往往涉及運動、跳舞、唱歌、或者演奏樂器，但也可以成為幾乎所有涉及工作或休閒活動的一部分。心流可以為我們所做的大部分事情增添玩耍與創造力的可能性。

心流既是如此美好，令人意外的是，它竟然可以如此容易地被計畫與引導。要創造心流的活動，有幾件事是必要的：

1. 目標。
2. **一連串具有挑戰性的情況**。
3. **能滿足這些情況的技巧**。
4. **讓技巧得以被評量與改進的回饋**。

心流無關乎對整體生產力的一味責備與挑剔。當你跳舞時，你或許會先擔心你舞步的整體表現；但是，當你繼續跳下去時，隨著你逐漸摸索出音樂的節奏與舞伴的動作，你的雙腳可能會感覺愈來愈輕盈，節拍下得愈來愈準、愈來愈快，擁抱也變得更溫暖了。當人們深深地沉浸於心流之中，往往不會注意到時間的流逝；所以當他們發現時，往往會震驚於已經過了這麼久——或者才過了這麼短——的時間。在心流經驗發生之後，他們最記得的往往就是樂在其中的顯著感受。

在比較工作與休閒活動的研究當中，契克森米哈伊注意到一個有趣的脫節現象。人們會描述工作時頻繁而持久的心流體驗，但是當他們回到家中、進行像是看電視之類的休閒活動時，他們形容自己極少會有心流或甚至真正愉悅的體驗；但是，明明許多人都會說他們迫不及待想下班回家、做自己「喜歡」的事，從事像是看電視之類的活動。社會心理學家索妮亞・柳波莫斯基（Sonja Lyubomirsky）所做的研究也呼應了上述的結果，她認為個人幸福的最大因素，不在於個人的人際關係，而是個人的工作品質；而個人是否享受並滿意他的工作，又與他在工作上享有多大的自主權與控制度有關。

契克森米哈伊與許多心靈思想家一樣，認為我們對自己的意識與思考方式有相當程度的控制——不論我們生活在什麼樣的環境中。源自於這項信念的一個推論是：即使是煩悶無聊的工作，也能轉變成心流的體驗。

工作中的心流

多年來，我治療過許多產業界的工人；他們有些人很討厭自己的工作，但令人訝異的是，有不少人覺得還好：他們喜歡自己的同事，喜歡感覺自己是一個大組織的一部分，也喜歡感覺自行負責生產人們享受並需要的機器與產品——不論是汽車或洗衣機。

有些人會告訴我，他們在工作中獲得了相當的樂趣。這些故事通常都有相同的主題：這些工人能夠將他們的任務轉變成某種類似遊戲的過程。鉚工每天都必須以環形的模式順序放入相同數量的鉚釘，並重複數百次相同的動作。為了讓他的時間成為心流，他會先以逆時針方向鉚接，然後再改成順時鐘方向鉚接；他經常會跟著腦海裡演奏的音樂工作，隨著拍子鉚接；在其他時候，他可能會試著更快地執行這項重複性極高的任務，然後將省下來的時間用來在音樂的伴奏下、更具節奏感地執行下一組任務。許多其他的臨床醫生與研究人員也看過並寫過類似的研究對象與狀況。

就像許多醫生，我也討厭文書工作。儘管我的辦公室經理不遺餘力地幫忙，但有些事我還是得自己做；有些日子，我的工作感覺就像是一長串的表格。

我試著將最令人抓狂的保險文件搪塞到某些時段來處理，諸如下午三點鐘的生物時鐘死區，就在我的大腦運作自然變慢的時候。這時，我經常跟著腦海中的音樂工作，這也會讓我更了解自己整體的心情；如果我聽到腦海中演奏的音樂大半是莫札特，代表事情進展得很順利。

我也經常要查核我口述的報告，理論上，這只不過是一項校對的工作，但每一張病歷都是潛在的法律雷區。我十年前寫的文章，或許在某樁離婚案件中會被挖出重提、或是被用來阻止某人領取傷殘保險。接著，還有對不當治療坐立不安的擔憂——我有沒有提到這種猝睡症與奮劑可能產生的所有四十六種副作用，就像醫療事故執業律師告訴我的正確做法？

當我試圖尋找所有這些可能爆炸的地雷時，我想到了心流。我的目標是什麼？通常是為了盡快完成這些文書作業；我的挑戰是什麼？有技巧地傳達我必須透露的資訊，卻又不至於因為說得太多而侵害到個人的隱私。我需要什麼技巧？我所知有關醫療保健的一切，加上想像的能力——想像這些紀錄在不可知的未來，可能會如何被某些不知名的邪惡人士加以利用；保險公司與律師過去的劫掠、破壞行徑，很快就出現在我的腦海裡。

突然之間，這項無聊的差事不再那麼單調乏味了。這個人的藥物史必須被提及，但不是以會危及其職業生涯的方式提及；另一個人的病史相當複雜，但或許我可以用某種不那麼撲朔迷離的醫學速記方式把它完整地記錄下來，然後濃縮出主要的事實。之後，有時候毫無預期地，我會從其他醫師那裡得到他們對於我所寫內容的回饋意見。同時，由於我一口氣口述了大部分的病歷紀錄，這些檢查讓我有很多機會可以改善不適當的用語——把混淆的醫學行話改成某些或許更為類似、貼近英文的用語。

當你在處理自己的無聊任務時，請牢記改善技巧的必要性與這項工作的重要性。別忘了，大多數工作任務還是有某種程度的挑戰性。如果你是一名客戶服務代表，你已學會如何與那些令人愉快的人、惡意瘋狂的人、以及介於兩者之間的人打交道；你已經學會主要的技巧——那些可以轉而運用在你的家庭與社交生活上的技巧。如果你的客戶中心主管要求你縮短你的客服電話通話時間，你可以詢問同事，他們會使用什麼措辭以迅速獲取重要細節，並同時快速解決客戶的問題。因為心流涉及了目標、挑戰、技巧、以及回饋，這意味著你始終在學習、始終有改進的可能性、始終在修改你下一回的做法。對於大腦的運作方式來說，這倒不失為一個還算不壞的結果。

宛如心流的休息

正如你已經猜想到，休息也需要一套有目標、挑戰、回饋的技巧。當你在執行這些技巧時，你同時在學習並修改它們。休息技巧可以提供你許多達成心流的方法。

藉由閱讀本書，你學到了許多休息的技巧。想想第一種身體休息的技巧，深呼吸。你愈常做深呼吸，它就會變得愈簡單；你的呼吸會變得愈來愈深、愈來愈規律，休息與放鬆感也會越發強烈而完整。

靈性與心理休息的技巧是心流的活動，可以隨著練習而改進。當你剛開始練習自我催眠時，你或許會覺得很困難或甚至很怪，但它很快就會變成一種誘導，在幾秒鐘內即可為你產生放鬆的專注感，而且幾乎隨地可行。隨著練習，專注觀看也會變得簡單而快速，而且愈來愈有趣。而當你在不同的場景中嘗試思考如是的本質以及穿越時空、同時尋求更深遠的目標時，這兩項技巧皆可為你帶來更多的樂趣。

所有這些不同的休息技巧都可以成為你的心流之例，而且都可以與時並進。你的目標可能包括了創造一種內在的休息與放鬆感，同時讓身心得到休息；你的挑戰是在許多不同地方進行這些休息技巧，同時要變得更輕鬆、快速，而且擁有更多的樂趣。你的這套技巧是由休息技巧本身所組成，在你學會隨時隨地皆可休息時，你就會獲得一種成就感。

當你愈來愈擅於使用不同的休息技巧時，你會逐漸意識到，你的心智幾乎永遠不會感到無聊。囚犯可以在他們的牢房中冥想，那是生活中許多美好事物都被禁止存在的地方；你可以在宜人美好的春日草坪上以及搭乘巴士穿越城市中又髒又亂的區域時進行靈性休息，注意你周遭不斷改變的大自然以及生命的流動變化。在工作日中最糟的時刻，你可以深呼吸或是利用大螢幕技巧，為你提供洞察以及機會，以便計畫未來需要做的事。心流所需要的目標、挑戰、技巧、以及回饋，幾乎存在於你所做的每一件事、所看的每一個地方；如果你在接下來的幾個小時、幾天、幾個月當中將它們組合起來，那麼所有的這些技巧都會變得更加簡單、更富成效。

排序心流

有關雙重任務干擾的科學文獻解釋，習慣性的、定義明確的、操作純熟的任務，互相干擾的情況並不嚴重。因此，我們可以邊走路邊交談、邊閱讀邊嚼口香糖。然而，對大多數定義不明確的任務來說，同時做兩件事只會使結果變糟、使樂趣變少。

這項規則只有一個例外。有一項任務或刺激似乎能增強表現與樂趣，那就是音樂；音樂的效用是如此普遍，因此，如今音樂已被運用在醫學上，以晝夜節律的準確性來治療憂鬱症與焦慮。

生活是如此地充滿節奏，而節奏幾乎是所有人類的天性。要讓你的一天充滿美妙樂音，你也必須讓它充滿節奏。

你為日常生活注入節奏的一個方法，就是透過排序。為了避免一心多用所隱藏的危險，包括了表現下降與壓力過大，你必須聰明地設計自己的行動模式。

如果你正在檢視你這一天的首要之務，試著將其拆分成可行的小部分。科學是解決之道的藝術，而排序則是一次一項任務地完成許多不同任務的藝術。這也有助於讓你體驗到心流。

就說你這天的首要之務是寫出一份報告，然後向你的老闆說明。如果你知道這項任務會花上你至少三十分鐘時間，試著找出一個讓這三十分鐘不會受到干擾的方法：別查看你的電子郵件；如果你有自己的辦公室，把門關上；關掉你的手機，也別接你的室內電話。

正如葛洛莉雅・馬克所指出，干擾的確會大幅降低成果表現。然而在許多工作上，你無論如何都會受到干擾；所以，試著將那份你正在撰寫的報告拆分成幾個小部分，足以讓你即便受到干擾，也能迅速回到這項重要任務上繼續進行，而不至於丟失太多先前的努力成果與最棒的想法。

為了將這份工作拆成幾個小部分，你或許必須先寫出報告的大綱，而大綱不過就是一序列的想法與行動。

當你逐一檢視你的工作時，安排這一天的順序。在一開始上班時就想像你的這個工作日（工作休息技巧之一），試著確定你這一天最有效率的工作時段，並且把你最需要發揮創造力的任務安排在這些時段當中。一般來說，當你處於完全警醒的狀態時，需要創意、想像力的工作也能得到最佳的表現。除非你是百靈鳥或貓頭鷹，否則，這類最能發揮創意的時段會落在上午十點到十二點，或是下午四、五點的時候；雖然，還是有些人偏好把這類工作安排在一開始上班的前幾個小時來進行。

在各式各樣的職業中，要看到人們一次保持超過兩小時到三小時的高度專注力，這種情況並不常見，所以你得把這一點也納入考量之中。在這一天開始時所進行的想像中（工作休息技巧之一）、或是在你的晨間家庭聚會中（在家休息技巧之一），你可以有策略地訂定這一整天的休息時段；在任何可能的時候，交替進行你的工作活動與休息活動，利用簡單、基本的節奏穩步趕上你個人的生物時鐘節拍。

如果你能有效地排序這一天的任務，你就能更輕鬆地進入狀況並完成任務，也能根據需求來處理多項任務；想把多項任務處理好，就要先將順序安排好。在一整天當中安排好不同的休息技巧，這也是排序的一部分；這些休息技巧可以為你提供修復、保持你的活力與樂趣，讓你不至於萎靡不振。假以時日，當你變得愈來愈熟練，你將會發現每一項不同的休息技巧可以如何提供它獨特的表現形式與內在節奏，從而配合工作活動的表現形式與節奏旋律起舞。

煩悶無聊或許是我們的大敵，但倘若能進入某種專注的放鬆狀態，在其中，你能夠沉浸於自己正在進行的事、又能禁得住打擾，這種狀態將會是你真正的益友。你會希望你的工作能被計畫、排序，盡可能地充滿節奏與音樂；你會希望你的這一天，宛如心流般的行雲流水、一氣呵成。

總結

一心多用可以是一趟快樂的旅程，但是到頭來，一心多用往往會導致績效表現下降、挫折感增加；我們對此無能為力，因為我們大腦的設計就是一次只能做一件事。然而，運用心流的概念並為一整天的任務逐一排序，我們就能完成多項任務、享受其中的樂趣，並得以在各項任務之間的時段進行休息與修復。心流涉及了目標、挑戰、我們具備的技巧、以及改進這些技巧的回饋意見；排序的心流可以使最枯燥無聊的工作日變得更有節奏、充滿音樂、更有效率。

目標是一次做一件事，但按照排序來進行。有了計畫與回饋，我們應該能一天天越發得心應手地體驗心流。

chapter 10

「我必須去做」

——排除需要，完成必要

當你知道如何真正休息時，就能做到事半功倍。然而，人們告訴我，他們無法休息，因為他們沒有時間——不只沒有時間休息，更沒有時間做幾乎任何事。

生活應該要充滿節奏與音樂，也應該要有時間從事活動與休息、工作與人際關係。但首先要有時間，為了管理時間，你必須知道你如何並且在何處運用你的時間；更重要的是，你會想知道什麼對你最有意義、什麼會賦予你真正的樂趣。為了做到這一點，你有時必須放棄去做需要的事，而把重點放在做真正必要的事上。

在本章中，你會學到若干簡單卻強大的時間管理技巧，以及運用這些技巧的方式。然而，你要做的計算截然不同於許多強調時間管理的書籍，因為我們的目標並非最大化收益，而是最大化內在平衡與健康。若是你想提高效率去做任何想做的事、為你的生活創造更清晰的焦點與節奏，那麼，這些行動本身就是你的回報了。

你會希望把你的時間花在你所關心的事情上，而且能夠把它們做好。讓我們快速檢視一下有效與效率之間的區別。

時間管理與80／20法則

當我在紐約市的貝爾維尤醫院（Bellevue Hospital）擔任住院醫師時，第一次聽到80／20法則，也就是百分之八十的工作者完成百分之二十的工作。這似乎很符合我的工作經驗。

當時，紐約市正面臨破產危機。聯邦政府的挹注終於來到了這個城市及其全資擁有的健康醫療總局（Health and Hospitals Corporation），但在貝爾維尤這樣的市立醫院工作多年，讓人有種狂野西部（Wild West）的特質；你會開始習慣性地期待意想不到的事情發生，因為很多時候，你真的不知道接下來會發生什麼事：可能會有個人帶著一把手槍走進來，然後開始掃射急診室；或是你可能會發現自己正在跟一位病人進行醫療會談，他曾經在亞利桑那州立醫院住了十年之久，然後帶著三明治與車票被送上開往紐約的公車，並且被告知抵達紐約時，只要找到一名紐約市的警察，就能把他送到貝爾維尤醫院。

當急診室的問題變得越發荒謬、而你真的需要幫助時，你很快就會搞清楚該去找誰。許多管理者在第一線的醫療戰場上是缺席的，不是從他們的辦公室裡消失，就是被永無止境的會議淹沒，要不就是從來不出現，尤其在夜班時更是不見人影。我們很快就發現馬圖拉（Mathura）先生就是我們可以依靠的人，他能感受我們的憤慨，並且會捲起他的袖子開始幹活，努力讓這個系統再度運轉起來。

在醫院的病房中工作並沒有太大的差異。許多護士與醫療人員也都是當一天和尚敲一天鐘，數著日子等退休，但工作時就成了拼命三郎；而那些最掛心工作的人，到頭來往往既要負責自己的工作、又要幫同事的忙。這時，我學到了80／20法則，而且看著它日復一日、活生生地在我眼前上演。

後來的幾年中，我了解到這項法則雖然歷史悠久，但部分也是由於二十世紀初的社會哲學家與經濟學家維爾弗雷多・帕雷托（Vilfredo Pareto）所進行的研究成果才開始廣為流傳。帕雷托指出，就經濟結果而言，通常百分之二十的投資會創造出百分之八十的利潤；當然，根據一道簡單的數學公式來看，這項投資報酬率一定會有變動，有時候會達到90／10、有時候是75／25，但它要表達的重點很清楚——你所耗費的小部分努力與時間，會創造出大部分你想要的結果。

提摩西・費里斯（Timothy Ferris）在他精彩有趣的《一週工作4小時》（Four-Hour Work Week）一書當中，把帕雷托的公式——被稱為「帕雷托最適狀態」（Pareto Optimum）——變得更為普及；他的部分規劃是讓人們把許多任務外包出去，以便花愈來愈少的時間在他們的任何工作上，目標是為了晉身「新富族」（New Rich）的行列，所謂新富族即自我激勵者，藉由個人掌控下積極的休閒與工作型態來定義自己的生活。

費里斯的書提供了許多實用的技巧，但他還有另一項貢獻，就是把帕雷托的洞察加入另一項經常被忽視的法則，名為帕金森定理（Parkinson's Law）。一九五〇年代，西里

般來說，你最重要的關係是與其他人的關係，包括父母、兄弟姐妹、配偶、孩子、朋友、以及熟人；然而，還有許多其他類型的關係。有些人會覺得他們跟寵物比跟許多親戚的關係還來得更為親近，有些人會覺得他們與大自然、上帝、靈性存在的關係，對他們來說，就跟他們的社會關係一樣重要。

同理，工作遠不只是提供你一份薪水而已，它還涉及了關係，包括與個人的關係以及與觀念想法的關係。在家教育孩子的母親或父親當然是在工作，與訓練自己球隊的小聯盟教練、或是指導年輕企業家的主管並無二致。

當你考慮到愛與工作都涉及了許多不同類型的社會關係，突然之間，它們之間的區別似乎不再像是我們以往所認為的、如此地涇渭分明了。真正把愛與工作放在一起、並且符合它本身的帕雷托─帕金森所計算出來的價值，是個人意義的問題。在你的生命中，真正重要的是什麼？

想想我的一個討人喜愛的親戚，他已經行醫三十五年——儘管他自己的健康狀況也發生了種種劇烈的改變。當我在撰寫這一章時，他還在為他兩位同事的病人看診。一位同事六十五歲，罹患了轉移性腦瘤；另一位同事已經七十歲，患有淋巴瘤，仍試著在兩次化療之間的空檔期間行醫。

這兩人大可以放棄工作。但對他們來說，金錢不是決定性的問題；他們熱愛這份工作，想繼續行醫——直到倒下的那一天為止。否則，他們的說法是，他們會失去極大的個人目標感，而且會極為想念他們與病人建立起來的關係。在他們的心目中，愛與工作融為一體、並無二致。

從這個角度來看，這些人是幸運的。有些人將工作視為經濟奴役的一種必要形式，某種他們會馬上毫不猶豫地擺脫的事物——如果他們中了樂透彩券、或是某個年老的叔伯給了他們一筆可觀的遺產。還有些人最看重的是他們的休閒時間，認為看電視或電子形式的娛樂，是他們日常生活所渴望的、最棒的體驗。

正如我們在第九章中提到，當人們在確實從事他們的活動時，對這些活動的評價會出現截然不同的看法。契克森米哈伊發現，當人們在進行那些他們迫不及待要下班回去從事的休閒活動時，他們卻經常既不感興趣、亦不感依戀；然而，他們卻更常描述自己在工作時經歷心流的體驗。許多人往往貶低工作而非休閒活動，儘管實際上，他們在工作時更為享受工作的樂趣。

社會期待會影響我們的想法與作為。對許多人來說，成功人士是那些擁有大量金錢的人，可以隨時隨地從事他們想要的任何休閒活動。但我從治療那些富裕人士的經驗中所學到的，卻是完全相反；他們早早退休、定居於陽光明媚的佛羅里達州，但近乎無窮無盡的休閒時間並不會自動賦予他們幸福或意義。許多人發現，意義、目的、以及關係的優勢，對他們來說比金錢更有用。為了測試我的發現是否屬實，讓我們做個簡短的測試來看看帕雷托與帕金森可能會對你的生活有什麼看法。

第302頁是典型工作日的二十四小時，對我們大多數人來說，這一天會是在週間而非週末。

請記下你在這一天中每個小時的活動，然後以一到十級來對每個小時進行評分，看看你覺得這項活動多麼有意義、多麼有樂趣。

就意義而言，將你生命中對自己最感驕傲、最有人生目標的時刻評為十分，將你感覺著實羞愧的時候評為一到二分；就享受樂趣而言，將你生命中感覺再好不過的巔峰經驗評為十分，將你體驗到無法控制的憂惱痛苦時刻評為一到二分之類的低分。

工作日

	活動	意義（1-10）	享受樂趣（1-10）
午夜 - 凌晨 1:00			
凌晨 1:00-2:00			
凌晨 2:00-3:00			
凌晨 3:00-4:00			
凌晨 4:00-5:00			
凌晨 5:00- 上午 6:00			
上午 6:00-7:00			
上午 7:00-8:00			
上午 8:00-9:00			
上午 9:00-10:00			
上午 10:00-11:00			
上午 11:00- 中午			
中午 - 下午 1:00			
下午 1:00-2:00			
下午 2:00-3:00			
下午 3:00-4:00			
下午 4:00- 傍晚 5:00			
傍晚 5:00-6:00			
傍晚 6:00-7:00			
傍晚 7:00- 晚上 8:00			
晚上 8:00-9:00			
晚上 9:00-10:00			
晚上 10:00-11:00			
晚上 11:00- 午夜			

當人們在做這項測驗時，經常會向我提出一點：他們每天有七到九個小時的時間在睡覺，這怎麼能被評為「活動」呢？

很簡單。正如你在本書中已學到，休息可以讓你得到生理、精神、以及心理的修復。我認識很多人會把睡眠視為他們所做的最快樂、最享受的事情之一。

睡眠也是有意義的，或者更確切地說，是充滿意義的。適當的睡眠對於儲存你的記憶至關緊要，這或許是在你一生當中所擁有的、最珍貴的東西。睡眠對於良好的學習是不可或缺的，對於控制體重、改善心情也是必須的；睡眠可以讓人感覺精力充沛、舒服自在、完整而健全。睡眠所做的這一切，都是有意義的。

還有些人認為，這項測驗中以一個小時為單位的時段太沒有彈性了；他們描述自己的工作活動是如此多變，以至於他們無法在一個小時內只寫一項活動。如果你的情況正是如此，你可以把一個小時再分成兩個半小時的時段，以半小時的狀況來為其評分。

下一頁，再逐個小時地為典型的非工作日進行一次同樣的測試；一般說來，這一天會落在週末。

非工作日

	活動	意義 （1-10）	享受樂趣 （1-10）
午夜 - 凌晨 1:00			
凌晨 1:00-2:00			
凌晨 2:00-3:00			
凌晨 3:00-4:00			
凌晨 4:00-5:00			
凌晨 5:00- 上午 6:00			
上午 6:00-7:00			
上午 7:00-8:00			
上午 8:00-9:00			
上午 9:00-10:00			
上午 10:00-11:00			
上午 11:00- 中午			
中午 - 下午 1:00			
下午 1:00-2:00			
下午 2:00-3:00			
下午 3:00-4:00			
下午 4:00- 傍晚 5:00			
傍晚 5:00-6:00			
傍晚 6:00-7:00			
傍晚 7:00- 晚上 8:00			
晚上 8:00-9:00			
晚上 9:00-10:00			
晚上 10:00-11:00			
晚上 11:00- 午夜			

現在，盤點一下。

被你評為工作日中最有意義的兩個小時，是什麼時候？
非工作日中最有意義的兩個小時呢？
在被你評為工作日中最沒有意義的清醒的兩個小時裡，你從事了什麼活動？
在非工作日中最沒有意義的清醒的兩個小時裡呢？
在被你評為工作日中最令人愉快、最有樂趣的兩個小時裡，你從事了什麼活動？
在被你評為非工作日中最不愉快、最沒有樂趣的兩個小時裡，你從事了什麼活動？
檢查你的答案，並且花幾分鐘思考它們，在這裡寫下你認為最有意義的活動：

____

在這裡寫下你認為最有樂趣的活動：

____

看看你的工作日，最有意義的小時是什麼時候？現在，再看看你最有樂趣的小時。
如果它們是同一個小時，你很幸運；如果不是，問你自己原因何在。對你來說，意義與樂趣是截然不同的兩回事嗎？

現在，看看你確實花了多少時間在最有意義以及最有樂趣的活動上。這個數字占了你一整天百分之二十的工作時間，還是更少呢？如果這個數字遠高於百分之二十，我們只能再說一次——你很幸運。

把「帕雷托——帕金森最適狀態」運用在工作日

現在，你可以試著將帕雷托與帕金森的理論運用在你自己的志業上。檢視那些你認為有意義、有樂趣的活動，現在，看看你可以做些什麼來增加你花在這類活動上的時間。對那些你不喜歡的、清醒時所從事的活動（只針對清醒時的活動；因為人們往往對睡眠抱持的偏見過深，以至於無法給予睡眠所需要的適當條件），運用帕金森定理來試著分配你最少的時間在這些活動上。

討厭寫報告？做文書工作？那麼，每週減少三十分鐘你花在這些嫌惡活動上的時間，連續一個月都這麼做，然後看看你能否適當地完成所有的這些活動。持續減少時間，直到不能再減為止。現在，如果你發現自己一週多了好幾個小時的空閒時間出來，也別感到驚訝。你可以將節省下來的大部分時間，分配在進行積極的休息技巧上。

遺憾的是，你在工作上的自主權可能極為有限，你的主管就是要求你花時間在你認為毫無意義或愚蠢的事情上，若是如此，你也無能為力。

但在這種情況下，你可以立刻將心流的原則運用在你不喜歡的工作上。我有一位病人是郵局的員工，由於跟她的主管個性不合，她經常發現自己被困在客戶服務的角色中，而非她更喜歡做的事：開著她的卡車外出遞送郵件。

她喜歡遞送郵件，她意識到這件事對社會的實用貢獻，也發現她生活的這個部分充滿意義。但是，她對於必須跟偉大的美國公眾打交道的客服工作，絲毫不感興趣。

儘管如此，她仍試著讓自己待在前檯的時間盡可能有趣、愉快、而且有用。當她在填寫表格、秤重包裹時，她會與前來郵局的客戶交談，試著找出他們真正的需求；然後，她會試著去滿足那些需求。她天生熱愛交際，所以工作時也會開玩笑，但她的幽默感似乎頗讓她的主管抓狂；即便如此，她的態度讓她得以建立短暫的社交連結，也讓她的這份工作感覺更有意義——也更有樂趣。

把「帕雷托—帕金森最適狀態」運用在非工作日

現在，研究你對非工作日所做的測試，檢視你認為最有意義與最沒有意義的時間。你會把大部分時間花在你認為有意義的活動上嗎？還是你的非工作日也落入了帕雷托的標準時間分配法則中，也就是，你大部分的時間都花在你認為對你並不重要的那些事情上？

對你花在最有樂趣的活動上的時間，也做相同的計算。你經常從事這項活動嗎？還是在你認為自己有足夠時間去做時，才會分配給你自己的小小獎賞？

想想帕雷托與帕金森，你可以怎麼做才能增加花在有意義、有樂趣事情上的時間？你可以做些什麼來減少花在不喜歡做的事情上的時間？

做過這項練習的人，經常會對結果深感驚訝。他們發現，他們的週末時間都花在接送孩子上，從一個遊戲聚會到另一個遊戲聚會、從一項運動練習到另一項運動練習、或是從一堂課到另一堂課。他們著實不喜歡把時間全花在車上，也不喜歡到最後他們看到孩子的時間反而更少、情感反而更淡薄的事實。

我告訴他們要花更多的時間跟孩子在一起，直接、共同地相處。與其單獨打掃孩子的房間，不如跟他們一起打掃；與其飯後自己清洗碗盤，不如讓家中的每個成員一起來幫忙。

如果你的孩子同時參與了三項運動，在把你大半的「閒暇時間」花在車上之前，不妨先觀察一下他們究竟有多麼熱愛這些運動；長大之後能成為成功、專業運動員的孩子畢竟還是少數，說不定跟你一起騎單車，對他們來說還更有樂趣。

其他人則驚訝地發現自己在電視機前花了多少時間。他們說自己享受看電視，但鮮少認為這項活動是有意義的。我建議他們嘗試不同的活動，像是打電話給朋友或是閱讀某些書籍——內容是有關他們想學習的某個主題；我也建議他們可以多多運用積極休息的技巧，尤其是社交聯繫，讓他們的時間過得更有樂趣、更有意義、更令人愉快。

生存、意義、以及樂趣

有時候，維持生計可以是一件相當艱難的事。支付帳單並維持家庭生活正常運轉，可能會耗費你大部分的時間與（甚至全副的）精力。

當你覺得自己遇上撞牆期時，意義與樂趣的問題才會真正浮現。如果你每週得工作七十個小時才能維持一棟你負擔不起的房子，那麼，如果市場許可的話，考慮換屋吧。對於偽豪宅（McMansions）的研究發現，住在一萬平方英尺空間中的人，往往把他們幾乎所有的時間都花在一千一百平方英尺的空間之中；這是另一個證明帕雷托最適狀態的例子，只是將其運用於空間而非時間上。在許多事情上，恩斯特・弗里德里希・修馬克（E. F. Schumacher）是對的：小——或至少更小——即是美。

有些人不眠不休地工作有他們的理由。我經常聽到身為移民的父母親說，希望他們的孩子能比他們擁有更多的機會；所以即使他們並不怎麼喜歡自己的工作，他們還是會覺得自己的工作成果很有意義。

這樣的決定非常個人化。做出正確的計算是你必須為自己去做的事，好在，有一些實用的方法可以用來幫助你做出衡量並取得平衡。

心流與複雜性

檢視你花在做那些你覺得有樂趣與意義事情上的時間，你在大部分的這些時間中，極可能感受到強烈的心流體驗，讓你大步向前並挑戰自我。

心流活動不只會讓你有參與其中的興奮感。當你設定好目標，努力應對那些挑戰，運用你的技巧並觀察它們愈來愈純熟，你個人也會跟著改變。

隨著你進行的心流活動愈來愈多，你的個性會變得愈來愈有趣，你的生活也會變得愈來愈豐富。當你了解自己關心、在乎什麼，並且愈來愈常做這些事，在你的活動與休息之間取得平衡，在你的生活中體驗更多的心流活動，你的意義與樂趣的分量必會逐漸增長。

當你對自己與他人變得更感興趣時，你會意識到自己知道了更多、也學到了更多。你不僅變得更熟練，藉由學習與實踐，你會變得對他人更有幫助。

你可能也會變得更能體諒他人。當你在不同活動中做得愈來愈好時，你會更了解你喜歡什麼、不喜歡什麼，知道你擅長什麼以及關心什麼。當你了解自己時，了解其他人與他們的動機與關切之事，就變得更容易了。

你愈沉浸於心流活動之中，你的成長就愈多。你會發現，你可以在你原先認為不重要或無價值的領域發揮創造力，找到執行最簡單任務的新方法。而當你做得愈多時，你的成效也會愈來愈大。

雖然許多人認為他們很重視他們簡單的被動活動，但這類活動從長遠來看，鮮少是有意義、或是令人感到愉悅的。

當人們學得愈多，他們自己就會領悟到愈多、理解得愈多、創造出愈多的事物。他們會發展出新的能力並且更有自信，讓自己能更完整而充分地去領會這個世界。同時，他們也會學到欣賞、體會休息為他們帶來的好處。

休息與必要之務

保持並提升你的愛與工作的能力，可以讓你的生活更美好、感覺更平衡。對生活來說，休息跟活動一樣重要，休息有助於你的生存、增加你的愉悅感受、並提升你在這世上尋找意義的能力。

就像其他的心流活動，休息技巧也會隨著練習而進步。當你進行積極的休息時，透過身體、心理、社交、靈性休息等不同技巧的運用，你會發現這個平凡無奇的世界可以多麼地有趣。

靈性休息可以用快速而有力的方式，讓你感受到意義的存在並與其建立起緊密連結；社交休息可以讓看似毫無意義的偶遇，變得愉快而充實；心理休息可以讓你走出個人空間，讓你知道如何在生活的微小細節中找到平靜與意義。

總結

生活中有太多的時間會被花在那些你認為需要、而非想要去做的事情上。在本章中，你會學到開始去檢視日常生活中你認為有意義與有樂趣的事，以及如何去增加它們；你已經了解如何重新為愛與工作取得平衡，以及如何運用積極的休息技巧去取得這種平衡。

對生活來說，意義是不可或缺的，而休息也是必要的；結合在一起，它們可以同心協力地為生活取得強而有力的平衡。

chapter 11

讓你的生活奏出和諧樂音

——為你的一天設定節奏

我告訴人們，他們可以讓生活充滿音樂。他們的反應是，我一定是在開玩笑。「我如何在努力保住一份工作、照顧孩子、關心我的另一半讓他不會棄我於不顧、支付房貸與稅金、每個週日去探望我母親的情況下，讓我的生活如音樂般行雲流水、流暢優美？」

我經常聽到這類的回應。我也聽過人們說他們無法休息、無法做那些快速的休息技巧，他們就是沒有時間去做任何這類的事。他們覺得他們沒有半點機會可以讓生活變得有節奏，更別說是充滿音樂了。

讓我向你證明，你可以讓生活充滿音樂。你只需要做一件事，就是走路。

音樂與節奏

節奏不僅僅是節奏而已，認知神經科學家丹尼爾・約瑟夫・列維廷（Daniel J.

Levitin）剛開始從事的職業是唱片製作人，後來，他想找出音樂對人類生理層面的影響。在他出色的《迷戀音樂的腦》（This Is Your Brain on Music）一書中，列維廷說明音樂的要素之一就是節奏，然而，節奏實際上是由三個部分組成，也就是節奏（rhythm）、速度（tempo）、以及節拍（meter）。這三部分到底是什麼？

節奏就是音符的時間模式——長與短。

速度就是步調——快或慢。

節拍就是拍子——哪些拍子是被強調、加重的，哪些不是，也就是強拍（downbeat）與反拍（backbeat）。

現在，是時候讓你用自己的雙腳，親自去感受節奏的這三個部分了。找個合適、舒適的地方方便你移動，或許就在你閱讀這本書的位置前方地毯上，以正常的速度走一小段路。注意你步伐的長短。

這就是你的步行節奏。如果你像我一樣是慣用右手與右腳，你會看出你的左腳行進時所花的時間，與右腳有著些微的差異。我的右腳往前推出較遠，步伐也往往比左腳略大些。或許你的動作完全對稱，左右腳跨步前進所花的時間是一樣的。

現在，跨出一大步，然後再試一次。接著跨出一小步。先跨一大步、然後跨一小步，以這樣的順序重複幾次。

現在，你知道節奏是什麼了，就是步伐長短的模式。但是，節奏所涉及的不只是我們移動的方式。

節奏的第二個部分是速度。現在，再以你正常的步行速度走一小段路。正如我們在本書中多次討論到，你的正常步行速度可能不同於——些微不同於幾乎其他所有人——你的兄弟姊妹、父母、男朋友或女朋友。當我們外出並與其他人同行時，往往得去適應身邊步行速度較慢的人；舉例來說，如果你跟年長的父母一起散步時，你或許得放慢你的步行速度。這裡所說的速度，就是你跨步的速度。

速度與我們移動的方式以及情緒的感受有很大關係。一般說來，如果我們不是正在倉皇地逃離一名搶匪，或是正在躲開某個我們十分樂於遺忘、多年不見的國中同學，那麼，快速移動會帶給我們較為快樂的感受。如果我們移動得較為緩慢——比我們正常的步行速度慢很多——我們可能會開始感覺疲倦並且有點憂鬱。速度會改變生活的感覺。我們所從事的每項活動，幾乎都有它自己獨特的速度，也就是我們行動的速度。

節拍就真的是重音的問題：哪個拍子較強，哪個拍子較弱。每當你走路時，你自然會敲擊出強拍——把腳跟往上轉、把前腳掌推往地面，接著是如實不虛的弱拍（upbeat）——把腳從地上抬起來。如果你仔細地觀察自己的腳步，可能會發現，比之非慣用腳，如果你踏出的是你的慣用腳（我們百分之九十的人都是右撇子，但慣用腳不一定是右腳），你的強拍或許會更強些。

試試簡單地走一小段路。感覺到你踏出的強拍嗎？還是感覺不到嗎？那麼，回頭去做「跟著音樂走」（心理休息技巧之三）。你所傾聽的許多歌曲或旋律都有每小節四拍的節拍：第一拍是強拍，其餘三拍較弱。

就像莫里哀（Molière）偉大的劇作《貴人迷》（Le bourgeois gentilhomme）中的標題人物，那位追求社會地位的資產階級紳士在得知自己說的是散文時，深感不知所措；同理，音樂是我們經常忽略的一部分日常活動。如果你聽不出自己腳步的節奏，不妨傾聽某個你認識的人（或甚至你不認識的人）的腳步聲。

還記得那些一九三〇年代的電影，電影中的男女主角都是藉由行兇者的走路方式來辨認出他或她嗎？花點時間傾聽你熟悉之人的腳步聲，譬如你的父母、或是你的孩子；你可能會藉由他們步行的節奏、速度、以及節拍來辨識出這個人——即使在閉上雙眼的情況下。當他們開始奔跑時，你很可能會辨識出他們的節奏、速度、以及節拍。

現在，如果你正在盎然的綠意中愉快地散步，就像跟朋友在公園中散步（社交休息技巧之五），不妨花片刻時間傾聽人們接近你以及遠離你的動靜：有老年人拖著腳走路的聲音、有孩子們輕快蹦跳的聲音，還有剛見到情人的年輕女子徐緩、溫柔的優雅步伐，以及知道自己開會就要遲到的商務人士，充滿活力而慎重的鞋跟輕扣地面的急促、清脆聲響。

如果你更仔細地傾聽，你可能會發現，大部分人在走路時，都有自己獨特的動作與腳步聲，跟他們的聲音、笑容一樣獨一無二。人類生活中充滿了音樂與節奏，理由很簡單，我們天生就是如此。

音樂、節奏、以及大腦

古老的拉丁諺語說得沒錯：時間主宰生命。以我們的情況來說，時間是透過節律——反映我們生活於其中的自然環境——來表達的。我們的內在生物時鐘，讓我們得以用完整、音樂般的方式來完成從生存到生殖的所有生理目標。

在本書中，你已讀到許多有關二十四小時節律的內容，也就是符合日夜、日月、星辰模式的節奏。一天二十四小時，是地球生命的一項基本設計要素。

但是，還有更多的節律在我們的生活與身體中運行著。

有些我們很熟悉，像是一年一次的節律，包括七月四日當週的週末、四月十五日納稅等年度活動。有季節的節律，這也是東北部的人在冬季月分容易感到沮喪抑鬱的原因，因為他們缺乏陽光，然後開始想像搬到陽光明媚的加州或佛羅里達州；有時，他們會在溫暖的南國度過冬季的假期，然後發現那裡的氣候與生活方式讓他們感覺好多了，所以他們真的搬家了（許多人不知道，讓他們在冬季的心情得到大幅改善的往往是陽光，而非暖和的溫度）。月亮每月一次的節律，在許多基本的生理軌跡上，包括我們關鍵的生殖週期——倘若沒有這樣的週期，我們的物種將無法生存——都被奉為神聖而不可侵犯。在月亮盈虧的時候排卵並不會讓女性變成精神錯亂的瘋子，儘管如此，在英文中，我們還是以一個可悲的非音樂術語「月經」，來為其後的基本生命過程命名。

然而，還有許多內在的節律在安排我們生命的時間。生理學家發現了六十分鐘以及九十分鐘的節律。在人們身上，這些每小時以及每九十分鐘的節律是如此容易成為規律性的慣例，最終加重了他們的失眠。我希望我有五分錢（考慮到通貨膨脹，可能得增加到二十五分）給每位病人，每位告訴我他會在固定某個時候醒來、而且在之後的某個小時都會醒來的病人；他們已經習慣於被每小時的內在節律「拖著走」、在應該酣睡的夜晚不斷地喚醒他們。他們會先醒來，然後一個小時又一個小時地不斷醒來，因為他們只要一張開眼就去看時鐘，從而設定了一種失眠的清醒模式（請盡量別在睡覺時看時鐘，除非你確定你看了之後就不打算再睡了）。還有較短的節律存在正常細胞的相互作用之間，包括各種荷爾蒙所產生的、持續數分鐘到數小時的影響，以及神經細胞放電、持續幾毫秒到幾秒的影響。紐約大學的生理學家魯道夫・里納斯（Rodolfo Llinas）相信，人體真正最主要的「原始」節律是一個內在的細胞時鐘，以每秒一千兩百次的速度鳴響報時。人體這些多不勝數的節律，不僅創造出生物時鐘來為我們所做的一切計時，更可能是我們的細胞相互交流的方式。而這種交流，有一大部分發生在大腦之中。

存活於能量與信息之間

如果你是試圖在試管中繁殖生命的化學家，你一開始的要求看起來會很簡單：只有能量與信息這兩項要求。能量可以來自含硫分子的電子相互作用，就像最近發現存在於南極冰棚下方三百五十米處，被冰凍在毫無空氣、黑暗之中的細菌一樣；或者，能量也可以來自陽光，陽光可激活植物的葉綠素，而葉綠素是一種與血紅素（將氧氣推入細胞以維持生命）極為相似的分子。

但是，要利用能量來獲得生命，你還要先有信息。我們會將大部分信息儲存在各種不同的智慧型分子（smart molecule）中，像是蛋白質與糖蛋白，或是儲存在包含我們基因信息的主要記憶分子（master memory molecule）中，也就是RNA（核糖核酸）與DNA（脫氧核糖核酸）。事實證明，要以電影《侏儸紀公園》（Jurassic Park）中的方式去複製過去的物種、或是以科幻小說的方式去創造未來可能相當駭人的新生命型態，DNA並非唯一的必要條件。

為了要讓生命存在，信息必須快速而有效地從一個實體傳遞到另一個實體上；因此，你需要一套系統、獨立的程序、以及一種或多種語言。DNA中的基因密碼就是一個這樣的程序，大腦的神經連結則是另一個；互動與清晰明瞭的交流，是創造生命的必要條件。那麼，你如何傳遞信息？在這個星球上，生物交流的一項基本要素就是節奏；節奏是我們的細胞交流、互動的一大要素。

弗朗西斯・克里克與詹姆斯・華生（James Watson）共同發現了DNA的結構。當他們搞清楚DNA的結構時，立刻明白了它的配對分子是如何製造並複製信息。克里克是一名研究生物學的物理學家，處於陌生的生物學領域中卻如魚得水，他了解到信息對所有生命科學的重要性；他最後的重大假設之一就是，意識始於神經細胞一起以四十赫茲（每秒四十個循環）開始放電之時。

如果你曾經觀察過神經細胞的放電，你就會明白它是多麼地有節奏。神經細胞透過傳遞（或是不傳遞）信息來交流，重要的是放電或不放電，如同我們在電腦位元或是摩斯密碼的點與破折號中看到的有訊息或無訊息模式。這樣的節奏孕育出脊椎動物的生理機能、語言的活躍模式、電腦科學的萌芽茁壯、以及我們樂於稱之為人類文明的事物。神經細胞這種充滿節奏的模式，不但創造出這個句子，更讓你擁有閱讀它的能力。

我們的大腦中可能有著一千億個神經細胞，而每個細胞又跟其他的神經細胞有著約莫一萬個連結；我們可以把每一個這樣的連結，想成是在產生一個單字中的一個字母。我們的英語只有二十六個字母，而神經細胞可能互動的數量則趨於無限大；如果這些細胞按照一般性的生物物理學運作，可能會產生不和諧的雜音。但是，它們並沒有；它們產生了思想與言語、祈禱與愛。當你在實驗室傾聽神經細胞的放電節奏時，你聽到的並不是純然的噪音，而是新的信息。現在，當你的目光瞥過這一頁時，數以萬計的神經細胞會同時放電，而在你的目光專注於一個小點上時，放電的神經細胞數量可能更多。

放電或不放電、一起放電或單獨放電、結合或連接其他的模式一起放電——腦細胞的電活動有它自己瘋狂的音樂。當你研究動物的深層睡眠並觀察牠們的神經放電模式時，你往往會看到在日間發生的、同樣的激活與不激活模式；就像在看電視節目的重播一樣，你會看到同樣的日間放電與融合模式，發生在老鼠學會如何走出迷宮、或是緩慢朝一塊食物前進的時候。在睡眠中，這些神經激活與連結的模式會交替減弱或增強，而我們稱其所產生的結果為「記憶」；藉由我們的神經細胞有節奏地放電以及隨之產生的生化改變，我們才能學習與記憶。可以想見，這也是我們體驗喜悅、樂趣的方式。

心流與音樂

對許多人來說，心流體驗同時也是他們的巔峰體驗。當人們沉浸在心流中時，他們是如此全心投入，以至於根本不會注意到其他的任何事。他們通常不會注意到、或者也不關心時間的流逝，因為他們的全副心神都放在自己正在做的事情上：各種挑戰、技巧的運用、藉由覺察自己正在做的事情是否有效而產生的立即參與感。

心流活動通常都有其節奏。對我們許多人來說，典型的心流體驗是網球或足球之類的運動競賽。打網球時，有來回對抽、球速迅猛的第一發球、弧線高而球速緩慢的吊球；踢足球時，球賽的心流可以說是全場緊迫盯人：球員盯著球跑、或是定位在希望能接到球的位置上，停止、開始，跑動、滑行，競相踢球、或是突然停球以拖延另一名球員的節奏。不論人們從事的是什麼運動或球賽，他們很快就能告訴你，他們是否得心應手、處於「最佳狀態」，以最佳表現的強度、流暢度、以及音樂般的節奏沉浸其中。

全神貫注的音樂家、手術成功的神經外科醫生、以及在舞台上表現得心應手的演員，也會用上同樣的這句話——處於最佳狀態。我們知道我們什麼時候的表現如音樂般流暢、什麼時候並非如此。值得慶幸的是，我們可以運用心流的概念以及本書中詳述的休息技巧，讓我們大多數的日子都可以充滿更多的樂音。

有些心流活動，譬如閱讀一本好書（即便是這本書）可能也不會立刻就讓你有音樂般的流暢感受；但如果你仔細觀察閱讀涉及的內容，你可能會注意到，語言本身是以非常特定、極有節奏的方式所組成的模式。譬如莎士比亞或但丁等最偉大的作家，他們的作品都有著極為明顯而獨特的節奏，以至於我們往往光是藉由文字的韻律模式，就能辨識出作者是誰。狄更斯的節奏與海明威的節奏截然不同。我們享受這些圖書作品中充滿音樂性的表現，正如同我們享受最喜愛歌曲中的旋律節奏。

在本書中，你已經學到許多不同的、結合音樂的休息方式——雖然你或許尚未完全領會到其中的深義。練習深呼吸（身體休息技巧之一）時，不論是吸氣數到四、或是呼氣數到八，都是一種充滿節奏的體驗；再加上你充分感受空氣流經你的雙唇與嘴巴、往下來到咽頭、進入氣管以及肺部呈球囊狀的肺泡，這很快就能成為一種有益休息、如音樂般的心流體驗。

你還可以藉由一邊做山式（身體休息技巧之二）、一邊深呼吸來擴展這種音樂般的感受。感受吸氣時數到四、緩緩呼氣時數到八的節奏，感受每個呼吸的速度與速率；你有多種選擇，你可以一二三四數得快些，也可以一個一千、二個一千、三個一千、四個一千數得慢些。較緩慢的速度或許會帶給你一種截然不同的經驗，或許是更為閒適寧靜、充分休息的感受。當你在做山式時，你可以去感受內在的節拍：吸氣時急劇的強拍、呼氣時較為審慎而徐緩的反拍。你很快就會發現，你可以將音樂的節奏與形式運用於這項最簡單的動作——呼吸。

當你的呼吸逐漸變得如同音樂般流暢時，去覺察你的呼吸節奏貫穿全身的感受，然後你就能看出，音樂節奏可以如何被運用在書中大部分的休息技巧上。當你跟朋友在花園中散步，你可以跟著音樂走，你們兩人可以跟著相同的旋律一起前進。當你進行自我催眠時，你可以根據呼吸的節奏來加速或放慢你的思維，或者讓這些思維配合你內在與生俱來的音樂節奏。當你在執行靈性休息的技巧時，也可以有節奏地進行；舉例來說，在練習穿越時間與空間的技巧時（靈性休息技巧之二、三），你想像的模式可以根據你所決定的進度——快速、超快速、或是慢速——以及任何你所喜歡的速度來運行。這些不同的休息技巧，你可以一起運用或者分開運用，或者以隨著時間會讓你更感流暢的方式，將它們組合在一起。

或者，你也可以直接運用音樂。

運用音樂為生活帶來樂音

電晶體的發展改變了人類的生活。現在，你可以把人送入外太空，並且讓他們待在那兒；把電腦從一座工廠大小，縮小到幾乎微不可見的矽晶片；把手機變成功能強大的行動電腦。你也可以帶著你喜愛的音樂到處跑，包括臥室、車庫、校園、公園、或是購物中心。

如今，電晶體收音機似乎成了老骨董。隨身聽（Walkman）的名稱就說明了一切：音樂與移動性可以合而為一，iPod 等音樂播放器與串流音樂跟它們的變化應用，讓你得以帶著一座巨大的音樂圖書館，跟你一起登上一艘停泊在太平洋的帆船、或是徒步穿越酷熱的北非沙漠。如今，音樂（所有的音樂）可以去到任何地方，甚至是你到不了的地方。

正如大腦以充滿音樂節奏的方式運作，人們喜歡把音樂加入他們幾乎所有的活動之中，也就不足為奇了。就連在地鐵或是越洋飛機上，許多人還是片刻也不願放棄傾聽他們的音樂，當然更無暇充分地關注他們的乘客同伴。

請用音樂為你的活動設定充滿音樂節奏的模式，或者就把音樂當成你會專注傾聽的事物，別嘗試兼顧兩者。跟我一樣從小被訓練聆聽古典音樂的人，會發現複調音樂是如此迷人，以至於在凝神傾聽之際，幾乎什麼別的事都做不了。當你在開車時、或是你在跟同事交談時聽到令人分心的背景音樂，這會是個問題。專注傾聽音樂可以令人激動、興奮、異常愉悅，但也會造成一心多用的難題，並且使你無法執行必要或重要的任務。我看過許多行人把自己緊緊包在他們的耳機所播放的音樂世界當中，以至於穿越街道時完全沒注意朝他們飛馳而來的車子；我看過太多這樣的人被車撞上、甚至拖曳過馬路。這幅景象會讓你永遠忘不了。

器樂與聲樂都是我們生活中的好東西，但試著明智地利用它們。有些作家在聆聽巴哈（Bach）時，打字打得特別開心；有些人則是在聽到一段熟悉旋律的前三、四個音符時，就無可救藥地停滯在他們的思路上。我們每個人運用音樂的方式都不一樣，往往用在一天當中不同時間的不同任務上；在許多情況下，運用音樂來為你的任務設定進度很有趣，但請你只在安全的情況下，才能完全專注於音樂上。舉例來說，在跟著音樂走（心理休息技巧之三）時，目標是走路、跟著節奏移動，在移動時享受身體的感覺，專注於步行時的舞蹈感，同時安全地抵達你最終的目的地。音樂可以為我們的許多動作提供美妙的節奏，但你也必須保持意識，知道你正設法完成些什麼。

如果你想充分獲得積極的休息，保持完整而專注的意識很重要。你已學到的積極休息技巧是目標導向的，目標包括感覺休息得更充分、更警醒、更有活力、更能專注心神。音樂有強大的力量可以增強我們的注意力、提升我們專注與保持覺察的能力，因為音樂十分貼近我們大腦確實運作的方式。

因此，不妨經常運用音樂，無論時間長短、在室內或戶外，任何你想要的日子都可以，你可以用音樂播放器、手機、電視、電腦、或是你的腦海來播放音樂，它甚至可以來自你日常生活的節奏。

讓你的生活奏出和諧樂音——運用飲食、活動、休息讓你展翅「遠颺」

音樂分析起來可能有點複雜。有節奏、速度、節拍，還有音高（上升與下降的聲音）、音色（音質，小號奏出的音符與雙簧管奏出的音符之間的差異）、旋律（特定的音高，符合大腦所欣賞的、規律的上升與下降模式）、基調（符合受文化制約的大腦所期望的同步音高〔simultaneous pitches〕）、和聲（基調與旋律的結合）、以及許多其他更為複雜的模式。幸運的是，音樂是我們與生俱來的一部分，光是運用節奏，就能讓我們的生活成功地充滿音樂的節奏。

飲食、活動、休息，是生活的基本節奏。如果你觀察野生動物的日常生活，大部分的動物會先進食，然後移動、休息；當然也有例外，有些大型的貓科動物——像是獅子或老虎——不必懼怕掠奪者（也就是說，除了我們人類之外的掠奪者），因此有時牠們會以進食、休息、移動的節奏順序運作，而家中飼養的貓狗也是如此。

然而，如果你觀察孩童，人類的飲食、活動、休息模式在他們身上顯而易見；孩子們吃飯、玩耍、然後休息，他們的活動也很有節奏——而且以團體的方式運行。

播放一首歌，孩子們就會開始動起來；他們不僅會擺動，而且往往會按照自己的舞步擺動，同時，他們還會一起跟著相同的節奏擺動。這種音樂和動作的結合，神聖地體現於許多人類的語言中；「節奏」（rhythm）這個字，與度量、運動、流水的原義有關。正如奧利佛・薩克斯指出，雖然在英語中，我們將歌（song）與舞（dance）分開變成兩個字，但在許多不同的語言當中，都是用一個字來代表這兩者的意思。

我們不該感到驚訝。坐在音樂廳裡的軟墊座位上傾聽受過專業訓練的音樂家表演，是現代生活的一種反常現象；在大多數的非工業社會中，幾乎每個人都會唱歌、跳舞，而且大多數人都被期望要這麼做，不論出色與否。儘管我們有工作站與辦公桌、電視與螢幕、汽車與火車，我們的身體並非天生就是用來靜坐的；事實上，我們的身體是用來活動的，而且是以有節奏的方式活動。

「遠颺」（Going FAR）——讓生活順應飲食、活動、休息的節奏——可以為我們帶來許多好處。在本章剩下的篇幅當中，我們會概述其中的幾點。

1.「遠颺」（F A R）很容易概念化，你只需要記住 F A R 這三個字母以及它們分別代表的事物：食物（Food）、活動（Activity）、以及休息（Rest）。

2.「遠颺」可以幫助你控制體重。我們大多從小就被教導，吃飯時要坐下來細嚼慢嚥。如果你處於無法獲取足夠卡路里的經濟大蕭條時期，這是個很好的建議，尤其在某些人們必須勒緊褲帶、捱餓度日的地方更是如此。但是，對於每天只需要二千到二千三百卡路里的食物就能健康生存、卻生產了將近四千卡路里的人口來說，這個建議就變得很糟糕了。

我們的食物，尤其是標準的美式飲食——富含澱粉、脂肪、糖分的速食與加工食品——在人體中的消化速度非常快。然而，我們的腸道長達三十英尺是有原因的；我們逐步進化而攝取的大部分食物，都是富含纖維、不易消化的。狗的腸道有六英尺，但因為狗是肉食性動物，所以餵牠們吃肉並不會讓牠們的動脈塞滿斑塊；反之，若是讓我們從小開始就吃富含脂肪的肥肉，我們會比你所說的「中年」時期更快地形成動脈粥狀硬化。

然而，緩慢地消化食物也有它的好處。我們在過去幾百萬年逐步進化而攝取的、富含纖維的食物，得花許多功夫才能消化；而纖維食物中所含的糖分，在人體中被吸收得相當緩慢，因此，血糖水平不會迅速飆升。由於血糖水平不會迅速飆升，胰島素峰值也不會過高；而胰島素峰值不至於過高的情況下，腹部就不會儲存過多的脂肪（多餘的糖分總是要有地方可去，你知道的）。腹部的脂肪，尤其是儲存在體內（內臟）器官周圍的脂肪，如今已被視為一種主要的荷爾蒙腺體，會分泌各種可能有害的物質，還有好些荷爾蒙也可能是由腹部的內臟脂肪分泌出來的。結果是，這些大量快速分泌的腹部脂肪細胞，形成了更多斑塊來肆虐你的動脈。

好在，我們可以藉由某些相當簡單的事情來中斷這種有害的循環，也就是，飯後的活動。當人們活動時，腸道或多或少會停止運作，血液會從內臟的循環——流經你的腸道以及肝臟等腹部器官——切換至外部的肌肉部位，由供應內臟轉成供應肌肉，讓你得以活動。

因此，當你在飯後起來走動時，你就不會太快消化食物，或甚至可能會暫時停止消化；如此一來，你的血糖峰值不致於急速飆升，過度加重分泌胰島素的胰島細胞之負擔——最終導致糖尿病與嚴重病症的一項過程。你的血糖峰值不會急速飆升之後又急遽下降，導致低血糖發作，使得你更加飢餓；這也是麥當勞希望你吃完餐點之後再吃個甜點的原因之一。如果沒有那些急速飆升的胰島素峰值，你的腹部可能也不會形成可觀的脂肪堆積。

換句話說，飯後活動可以幫助我們大部分人減重。根據我的經驗，如果我能讓人們在每一餐後都起來散步或走動，他們通常會在二到八個月之間減掉大約十五磅，腰圍也會變小；過粗的腰圍本身就是一項重大的健康問題，比之體重，腰圍是更好的存活預測指標。

在陽光下活動，能激活動物體內增加能量消耗的棕色脂肪，也有助於讓你的腰圍變得纖細。

3.「遠颺」有助於預防胃食道逆流。胃食道逆流（Gastroesophageal reflux disease, GERD）影響了數億人的健康。胃酸會經由下食道括約肌（lower esophageal sphincter）往上逆流，攻擊食道內層（esophageal lining）對酸敏感的細胞；時間一久，這種情況就會使消化道內層的這類細胞發生病變，有些甚至會變成癌細胞，而食道癌的存活率並不高。

「遠颺」會抑制這樣的過程。這是簡單的物理學——重力問題，如果你在飯後站起來，重力就會幫忙把食物拉入胃部與腸道，讓胃酸難以往上逆流。

在你讓你的腸胃科醫生拿起他／她的內視鏡、沿著你的整個腸道尋找糜爛與腫瘤之前，飯後先站起來走動吧；除了幫助你控制體重之外，此舉還可以預防高達百分之五十的胃食道逆流現象發生。

4.「遠颺」可以改善你的心情。陽光可以重新設定我們的生物時鐘、改變免疫性質、激發天然殺手細胞的生成、並讓我們許多人能夠更有效地對抗感染。陽光還可以產生維他命D——目前正被大力推廣為癌症的預防劑。

陽光還能讓你快樂。

百分之二十五到五十的北美人發現，美國北方的寒冬讓人的身體與心情都感覺冷冰冰的，而我就是那其中的一人。當我第一次搬到陽光地帶，在加州大學聖地牙哥分校擔任實習醫生，我幾乎毫無閒暇時間的狀況，並未讓我無視於這個事實：光是在冬天那些難得外出的日子見到陽光、或只是待在靠近窗邊而已，我的心情就好多了。在德州大學休斯頓分校任教時，我的感受更強化了這個訊息：陽光會改變一個人的心情。突然之間，冬天成了一年中的美好時光。從其時起，我大部分時間都住在陽光地帶。

當你在飯後起來活動，即使是在威斯康辛州的寒冬時分，你的心情都能得到改善。在陰鬱多雲的瑞士巴塞爾（Basel），人們藉由在戶外層層陰霾的天空下散步，仍可成功地治療季節性的憂鬱症；這證明了只要你在戶外照射到日光，即便是陰天都能改善你的心情。

身體的活動本身就能改善心情。對於罹患輕度到中度憂鬱症的人們來說，身體活動，尤其是步行，跟抗憂鬱藥物一樣有助於改善他們的心情。有些人甚至可以藉由激烈的有氧運動來克服重度的憂鬱症。

5.「遠颺」可以改善你的健康。飯後活動是一種運動，你的主肌群所參與的任何活動都是一種運動。

不相信嗎？在歐洲乳癌試驗（European Breast Cancer Trials）中，降低罹患乳癌風險的一個很棒的方法，就是做家事。家事做得愈多，罹患乳癌的風險就愈低。

就連你對運動的態度，也會造成相當程度的影響。二〇〇七年一項有趣的哈佛研究，對象是波士頓地區的女傭，她們以幾乎如出一轍的方式做相同的工作。這些研究對象被分成兩組，一組被告知，她們每天的工作成果良好，請繼續保持下去就好；另一組則被告知，她們的工作是一種運動，這項運動內容本身就符合了衛生局局長對於提升健康所需的每日運動量之指導方針。

你知道接下來發生了什麼事嗎？被告知她們的工作即是運動的這一組成員，體重都減輕了，而且許多人還減輕了不少；但控制組的情況就不一樣了。同時，被告知她們是在運動的這一組，膽固醇水平也顯著地降低了，而這種情況並未發生在控制組的成員身上。光是讓人們知道他們的活動就是一種運動，這件事本身就能改善他們的生理健康指標。

多少運動量是最理想的？加拿大政府建議，每天活動你的身體九十分鐘；而許多研究人員認為，每天大約六十分鐘就能獲得最佳效益。

所以，花點時間來想像，若是每頓飯後都能花十到十五分鐘的時間來散步，你可以達成多麼驚人的成效：腰圍變纖細了、體重減輕了、更理想的血脂水平。除了降低罹癌的風險，你的皮膚狀況可能會變得更好。只要在你的日常生活中加入一些節奏，這一切都是你的。

6.「遠颺」可以強化你的社交支持。沒有必要一個人吃飯，畢竟我們都是相當社會化的產物。

你可以用「遠颺」來創造一個全天候的飲食、活動、以及休息的架構。通常，跟別人一起吃飯遠比單獨吃飯要有趣得多。當人們有伴一起時，要他們去「運動」（走路、散步、做家事、打理庭院）往往容易得多。

「遠颺」也可以用來為社交休息創造有效條件。在早晨，你可以跟家人一起走走，幫助你提神醒腦、變得警醒，同時還可以享受晨光，從而改善你的心情並重新調整你的生物時鐘。你也可以跟同事一起散步去用午餐，在了解他們與他們的家庭之際，你也深化了你的人際關係、纖細你的腰圍、並獲得改善心情的社交支持與陽光。在晚餐後，你還可以跟你的家人去散步，善用機會進行情感的交流與連結，聊聊這一天發生的大小事，或許中途還可以停下來接回剛結束一場遊戲聚會的孩子。

7.「遠颺」可以改善工作表現。如今，研究發現在飯後走動，尤其是午飯之後，可以提升警醒度、意識清晰度、以及專注的能力。

對於午餐時間的運動研究顯示，當人們走動三十分鐘，不但工作生產力會大幅提升，也有助於預防我們的生物時鐘所誘發的遲鈍呆滯現象——通常發生在下午一點到三點之間。

回想你跟一位同事在午餐時間散步的情景，這是多種社交休息的方式之一。想想這對你的健康可能產生的幫助，包括運動帶來的諸多好處：大腦的血流量增加、更緊實的腰圍、警醒度的提升。你或許更能得心應手地處理這個下午即將為你帶來的任何任務，因為你在午餐時間的社交散步已然驅散了午後常見的倦怠與睡意。當短暫的小睡不可得時，中午時分跟同事一起散個步，會讓這一天剩下的時間更輕鬆度過。

8.「遠颺」讓你更容易設定積極休息的時間與條件。你用餐後，就活動；活動後，就休息。

9.「遠颺」可能有助於提高存活率。現在，你知道了「遠颺」可以用各種方式來幫助你；不僅如此，它還可以幫助你活得長長久久，而且可能非常久。

事實證明，全世界最長壽的一群人就在美國：紐約大都會的亞裔美國女性。

根據克里斯多福・莫瑞（Christopher Murray）的「八個美國群體的研究」（Eight Americas Study），紐澤西博根郡（Bergen County）有將近四萬九千名亞裔美國女性，平均預期壽命是九十一點一歲；蘇福克郡（Suffolk County）還有一個規模小得多的群體，平均預期壽命是九十五點六歲。而且，她們在美國出生的女兒，比她們自己（在外國出生）還要多活上五年。

她們怎麼能活這麼久？她們吃的食物營養豐富多樣。雖然不是馬拉松選手或常上健身房，但是她們經常四處走動，走路去拜訪朋友或是去雜貨店購物，也在自家的屋裡幹活、在院子裡做園藝。她們的社會連結程度極高，而且日常生活的行為模式極有規律。

節奏的回報驚人。在這些社區中的許多亞裔美國女性都在練習「遠颺」——儘管她們並不知道，那就是她們在做的事。

所以，你現在知道了數十種不同的休息技巧，全都可以用來讓你進入專注的放鬆狀態，並且改善你整體的健康與表現。「遠颺」模式的作用，不僅可以設定條件讓你享受更有節奏、如音樂般美好的一天，還可以將休息定位為你生活中自動而必要的一部分。

讓你的生活奏出和諧樂音——允許你自己休息

休息是一種修復。倘若沒有休息，我們的細胞就無法重新配置與生長、重建、自我再生，你的行動會改變它們如何重建你、以及在哪裡重建你。

切記，思即為行。我們不論在何時做任何事，不論是彎腰去撿一本書、或是設法記住某個鄰居女兒的名字，不同網絡的腦細胞都會被激發並建立起連結，促進細胞間的交流。這一切都會留下記憶的痕跡，有些是有意識的、有些則否。當我們撿起那本書時，我們的腿會對不同的肌原纖維與關節細胞施壓，這些部位就需要修復與重建；我們的大腦會記住肌肉朝光滑地板蜷縮往下的感覺，雖然在意識層面，我們可能只記得屈身彎腰時輕微的刺痛感。在這一天剩餘的時間以及睡眠期間，這些「記憶」——有些記憶在大腦中，還有許多記憶在別的地方——會被滲透、轉移、顛倒與改造，無聲地將自己嵌入身體的信息網絡中。然後，所有的這些信息都將用於設定持續不斷的重建過程，讓我們得以生存下去。

這一切都是在休息的過程中發生。

想活得好，我們就得休息。我們需要被動的休息方式，譬如睡眠，我們需要時間來重建我們的細胞與器官。我們也需要你在本書中學到的積極休息技巧，因為這些技巧會讓我們更警醒、更有效率。休息得愈多，就能成就得愈多；休息得好，你就能給自己更好的機會活得更健康、更長壽。所以，你必須認識到休息是首要之務，同時，你可能也想為自己思考下列原則：

1. 休息是生活所必需。我們必須允許自己擁有休息所需的時間與空間，休息不是懶惰或無用地浪費時間，而是我們的健康與生存的基礎。當你學會有效地休息時，你就會發現許多新的方法，能將積極的休息技巧加入你的生活之中。

飲食—活動—休息，或稱「遠颺」，代表一種可以排序休息的簡單方法，幫助你的日常活動與強大的內部時鐘同步：你吃飯、活動、然後休息。有時，休息活動是消極被動的，像是夜間的睡眠或是白天的小睡；但是既然你現在知道了如何進行這許多的積極休息技巧，你可以開始更頻繁地運用這些技巧。在倉促地通勤去上班、搭上工作場所的電梯時，你可以在電梯裡以山式站立，讓你的身體休息之際，同時靜下心來收攝你的心神與思緒。與同事共進午餐之後，你會精神為之一振地回到辦公桌前，但你還是可以再多花幾秒鐘時間深呼吸、專注於你打算在接下來的幾小時中完成的事，以及如何去完成這些計畫。當你在午後感覺亂糟糟又疲倦不已，你可以把握機會、跟著音樂走到同事的辦公桌，詢問她對於某個吹毛求疵的問題有什麼建議。在這些短暫的片刻當中，你可以藉由心理與社交休息的方式來恢復活力，同時提供你新方法去解決因循守舊的難題。

當你知道你需要休息時，你可以找到休息的方法。積極休息的技巧是如此快速而簡單，以至於當你覺得需要休息時，通常都會想到其中幾項。

將休息依序地安排在一天當中，還有其他的好處。

2. **休息宛如音樂**。如果你傾聽一首歌，你通常會聽到主旋律之後是和音，然後又回到主旋律；如果你傾聽一首鋼琴協奏曲，你會聽到呈示部，接著是它的發展部然後又回到呈示部。

休息是我們內在生物音樂的一部分，就像鋼琴協奏曲中呈示部之後的再現部，或是當我們聽到一首歌的主調第二次出現時，加入了變化的新和音。

我們在休息時得到修復與更新。我們的身體與大腦會檢視我們剛做的事，記憶它，然後重做並重建需要的部分。當我們踢足球時，原本在球場上奔跑著，卻突然停了下來，因為有一球在射門時偏了；此時，我們以一種自己幾乎沒有意識到、天衣無縫的模式，從活動狀態轉變成非常短暫的休息狀態、然後又返回活動狀態。而就像我們在足球賽中經常停下來，在打網球時也是一樣——得分結束時，我們會走回底線；在我們的日常音樂中，音符之間幾乎總會有間隔。在這些短暫的間隔中，我們可以休息，藉此讓我們的身心評估、檢視我們所做的事，然後花些時間更新與重建。

主動休息技巧的美妙之處在於，它們都是技能，如同彈奏樂器也是一項技能。假以時日，這些技能就會變得愈來愈有效率而且卓有成效；我們會變成更好的演奏者，可以更快速、更輕鬆地進入令人振奮的積極休息形式中。

飲食—活動—休息是促成這個過程的一個方法，因為它具備了有節奏的架構，就像演奏音樂、運動競賽、以及許多其他深受喜愛的心流活動。食物是燃料與材料，同時也是信息。我們何時進食，有時跟我們吃了什麼一樣，都會讓我們的身體產生改變；不吃早餐的人，往往很難減重。我們攝取食物的順序，會改變它們整體的新陳代謝，增加或減少我們罹患心臟病與癌症的風險。活動是我們所做的事，但活動也為我們在休息時進行重建與重組所需的一切設定了條件。結合在一起，就是「遠颺」，讓我們的日常功能可以宛如一首歌曲般流暢運作，有主旋律、變奏、再重複一次主旋律，規律地演奏一回合又一回合的美妙音樂，讓我們能夠日以繼夜、夜以繼日地傾聽。這樣的節奏可以創造出踏實感與穩定性，讓我們的身體更容易運作、成長、享受生活的樂趣。

3. 休息可以讓你與你的生物時鐘同步。不論我們是否在工作，了解我們的生物時鐘在做些什麼，都能讓我們獲益匪淺。如此一來，我們就能用積極休息的技巧讓自己重新對準內在的時鐘並與之同步，或者在必要時提高我們的警醒度與專注力，讓我們在感覺疲累與遲鈍時仍有出色的表現。

正如我們現在所知，我們剛睡醒時的大腦的確是冷的，要過一會兒才會醒來，產生警覺與有意識的感受。在這種時候，各種的積極休息——像是與你的另一半在晨光下一起散個步（結合了社交與心理休息技巧）——都能幫助我們與身體所需的一切保持同步。

同理，在午後一點到三點間的生物時鐘休息時間，如果我們並沒有在進行某項任務而想要讓自己放慢速度，就可以運用安靜的靈性休息方式——像是穿越時間與空間、或思考如是的本質等冥想技巧——與相對的生物時鐘休息時間同步。

然而，如果我們感覺異常疲倦、而且必須在緊迫的期限內及時完成一項工作，那麼靈性休息技巧可能會幫助到我們，也可能不會；正常情況下，我們的警醒程度會在一天當中上下波動，上午十點到中午以及傍晚四、五點時的警醒度最高，下午一點到三點間的警醒度最低。

在我們疲憊不堪或感覺遲鈍的時候，為了讓自己快速振奮起來，像是自我催眠之類的強力充電技巧可以讓我們警醒、振作起來，在幾秒鐘之內就清楚意識到我們當下身在何處以及將往何去，並且幫助我們擬訂接下來的行動計畫。倘若你知道下午的工作時程不輕鬆，這可以是一個促使你去進行社交休息的目標，譬如跟同事一起去用午餐之類的社交休息形式，讓身體運動與陽光幫助我們提升身心的警醒度。

但有時候，如果我們過於振奮。這時，塞拔耳朵或專注觀看等心智休息技巧可以把我們拉回來，與我們的計畫保持同步。

全世界有許多人在該睡覺時，還是覺得精神極為亢奮。一套結合了各種休息技巧的睡眠儀式，包括深呼吸、重力式、泡熱水澡等身體休息技巧，或是自我催眠等心理休息技巧，加上祈禱一分鐘等靈性休息技巧，可以讓我們迅速重新調整自己進入更深沉、更能恢復活力的睡眠。

4. 運用你喜愛的休息技巧。你已經從本書中學會了三十多種快速而簡單的休息技巧，其中有些又比其他的來得更容易，但有些可能更適合你的身體、更符合你的個性。

雖然嘗試大多數的技巧會讓你獲益匪淺，但運用你真正喜愛的休息技巧再合理不過了。大部分人覺得深呼吸很簡單有趣，而且幾乎在任何地方都很好用；當他們運用深呼吸的技巧時，他們會做得愈來愈好，而且往往會愈來愈常使用它。

靈性休息技巧並非每個人都適用，有些人很難去想像時間與空間的廣袤無垠，還有些人覺得要相當專注才能思考如是的本質。

那些經常使用社交休息技巧來建立特別關係的人，向我描述他們因此而感受到前所未有的歸屬感與意義，還有更強烈的共同目標感。當他們知道有人會在他們需要時給予建議、有人關心在乎他們時，他們會覺得更有安全感。然而，同樣的這些人可能不那麼常運用晨間家庭聚會的技巧；舉例來說，單身人士往往喜歡簡單而快速的社交聯繫，並且經常運用這項技巧。

有些人熱愛自我催眠，而有些人則發現自己太過緊張，以至於無法擅長此道（至少在他們學習其他休息技巧之前是如此）；許多人會運用專注觀看，但有些人則認為，在公共場合塞拔耳朵會讓人有些尷尬。

總的來說，不同的積極休息技巧宛如音樂：人們會在一天當中的不同時間、一生當中的不同時期享受各種不同的音樂。好在，本書的其餘技巧都很易學、易記，即使你數月或數年沒嘗試過這些技巧，還是能很快重新熟悉並上手。

5. 試著在一天當中運用不同類型的休息技巧，並且最好是以規律的間隔來運用。透過飲食—活動—休息，「遠颺」是制定日程安排的一個好方法；然而，工作、孩子、親戚、緊急情況，都有辦法打亂你的日程安排。

認識到時間主宰了生命，規律的活動與休息的日常模式，組成了地球上最長壽的一群人——紐約大都會的亞裔美國女性——的大部分生活；而模式的規律性，也可以從高效率完成工作的人身上看見。為了充分利用這些休息技巧，規律並經常使用這些技巧將使你獲益匪淺。

一項簡單的經驗法則是：嘗試在一天當中至少用上每種類別（身體休息、心理休息、社交休息、靈性休息）之中的一項技巧，休息技巧在相互結合、彼此組合的情況下運作得最好。如果你運用「遠颺」，不僅休息技巧會迅速融入一種易於使用的模式中，還可讓你的生活符合內在生物時鐘的節奏。

當然，繁忙的工作日程很容易就會讓我們忘記休息。如果是這樣的情況，你可能會試著遵循另一條經驗法則：至少每兩到三個小時使用一項不同的休息技巧。

如果你正在一項心流活動當中，譬如閱讀某些引人入勝的題材而不想停下來時，這可能會很難做到；但我們的身體並不是用來待在同一個地方好幾個小時不動，人類天生就是要活動、要休息。

積極休息技巧的一個好處是，你不需要花多少時間就能做到。只要幾秒鐘，你就能運用深呼吸或塞拔耳朵來重新調整自己；而更為複雜的技巧，像是自我催眠，也可以在不到一分鐘之內完成。許多在工作上運用大螢幕技巧的人，會發現他們可以愈來愈有效率地利用這項技巧，在六十秒內即可對他們自己以及他們的工作產生新的看法。

儘管如此，請別在你的手錶上設置每小時的報時裝置，然後在你聽到報時聲響時立刻進行一種不同的休息技巧——除非你真的很想這麼做。有許多人是以三餐來設定積極休息的時間，把積極休息的時間安排在用餐前、用餐時、或者用餐後。過去撥出作為喝咖啡或下午茶的休息時段，像是上午十點半到十一點、以及下午三點到四點，也是規律進行積極休息技巧的好時機。

當你需要休息技巧時，它們隨時都可為你所用，即使在最忙碌的一天當中，你都可以利用休息技巧來讓自己恢復活力並自我修復，同時檢視你已完成的工作。休息可以幫助你事半功倍。

6. **休息就是力量。如果你可以好好休息，就能變得更敏銳、更敏捷**。像是強力充電的休息技巧，可以讓你產生快速的反應、並且快速地為你補充能量。休息可以重新調整身心，讓你準備好出色地執行那些你原本認為不可能達成的任務。休息不僅可以重建你的身心，更能讓你的心靈煥然一新。

7. **休息是生活節奏的一部分，把它當成舞蹈來運用**。許多語言會用同一個措辭來指稱歌曲與舞蹈。運氣好的話，休息技巧也可以為你做同樣的事情。

靈性休息技巧可以幫助我們在世上找到自己的位置。隨著時間與練習，你可以用靈性休息來創造你自己的個人記敘，一種個人的生活之歌。

但是，我們也需要跳舞，可以是身體的舞蹈，就是我們跟著音樂走時所跳的舞；也可以是社交的舞蹈，就是我們跟家人一起做飯時，逐一檢視原料食材，看看它們是什麼、來自哪裡，如何轉化成賦予我們營養與歡樂的菜餚。當我們看到一棵樹隨風擺動、樹葉被陣陣強風吹得散落滿地時，我們可以在心理上感受到那股舞動。

有些我們想嘗試的舞蹈可能很難，有些彷彿難如登天；有些我們在腦海中聽到的歌曲悲慘而刺耳，不是我們喜歡聆聽的歡樂曲調。

但即便是在艱難時候，我們仍然可以起舞。休息是積極的、令人煥然一新的；而當我們以完整的意識休息時，休息是令人興奮的，它讓我們意識到我們是什麼、以及我們擁有什麼。

我們可以運用所有的這些休息技巧來讓自己煥然一新，完全準備好去做我們真正想做的事，這就是休息真正開始感覺像是有了自己獨特舞蹈的時候。我們大部分人會以符合自己目的的方式，來表演這場舞蹈。有時候跳舞很有趣，彷彿沒有人在看著你，你可以盡情起舞；在這些時候，我們或許有機會窺見內在的自我。

要在你的生活中創造出自己的音樂，你只需要對休息是什麼、以及如何去休息有若干了解，而現在，這些概念你已經擁有了。

精選書目

坊間有許多很棒的書籍結合了休息與健康的主題，以下就是一些實用的、有趣的、或純粹很好玩的參考書籍。

- Barabási, Albert-László. Linked: How Everything Is Connected to Everything Else and What It Means for Business, Science, and Everyday Life. New York: Plume, 2002.
- Carskadon, Mary. Encyclopedia of Sleep and Dreaming. New York: Macmillan Publishers, 1993.
- Csikszentmihalyi, Mihaly. Flow: The Psychology of Optimal Experience. New York: Harper Perennial, 1991.
- Edlund, Matthew. The Body Clock Advantage. New York: Circadian Press, 2003.
- Gardner, Helen, ed. The Metaphysical Poets. New York: Penguin Press, 1960.
- Gordon, James S. Unstuck. New York: Penguin, 2008.
- Hartwell, Leland, Leroy Hood, Michael Goldberg, Ann Reynolds, Lee Silver, and Ruth Veres. Genetics: From Genes to Genomes. New York: McGraw-Hill, 2006.
- Hauri, Peter. No More Sleepless Nights. New Jersey: Wiley, 1996.
- Levitin, Daniel J. This Is Your Brain on Music. New York: Dutton, 2006.
- Morton, Oliver. Eating the Sun. New York: Harper, 2008.
- Pollan, Michael J. In Defense of Food. New York: Penguin Press, 2008.

——. The Omnivore's Dilemma. New York: Penguin Press, 2007.

- Roizen, Michael, and Mehmet Oz. YOU: On a Diet. New York: Simon and Schuster, 2006.
- Sacks, Oliver. Musicophilia: Tales of Music and the Brain. New York: Vintage, 2008.

——. Uncle Tungsten: Memories of a Chemical Boyhood. New York: Vintage, 2002.

- Storr, Anthony. Solitude. New York: Free Press, 1988.
- Wilson, Edmund O. Consilience: The Unity of Knowledge. New York: Vintage, 1999.

謝辭

科學就像我們的身體一樣瞬息萬變。我從其他人那裡得到了許多幫助，試著取得關於休息與更新修復的最新、最實用研究，但即便是從寫作到出版的短短時間內，也有許多重要的研究在此時完成。

書籍是集結眾力共同完成的產物，我想感謝的人很多，雖然族繁不及備載，無法全數列出如下：

關於睡眠、休息、以及生物時鐘的交流對話，我特別要感謝瑪麗・卡斯卡登、德克—揚・戴克（Dirk-Jan Dijk）、查爾斯・切斯勒（Charles Czeisler）、莎朗・基南（Sharon Keenan）、西恩・德拉蒙德（Sean Drummond）、查爾斯・愛德華茲（Charles Edwards）、高登・斯托爾茨納（Gordon Stoltzner）、葛瑞格・貝倫基（Greg Belenky）、羅珊娜・阿米蒂奇（Roseanne Armitage）、大衛・丁格斯（David Dinges）、里昂・萊克（Leon Lack）、蓋比・巴德、J・泰瑞・佩特雷拉（J. Terry Petrella）、賴瑞・奇爾尼克（Larry Chilnick）、以及琳恩・蘭伯格（Lynne Lamberg）。

關於手稿的部分，我很感謝卡蘿・加斯金（Carol Gaskin）、查爾斯・愛德華茲、艾倫・范德・諾特（Ellen Vander Noot）、勞倫斯・坦克雷迪（Laurence Tancredi）、尼基塔斯・卡沃克勒斯（Nikitas Kavoukles）、湯姆・沃克（Tom Walker）、雪莉兒・沃克（Cheryl Walker）、瑪麗・拉波恩特（Mary LaPointe）、蘇珊・戈德堡（Susan Goldberg）、約瑟夫・蒙德羅

（Joseph Mondello）、蘇珊娜・斯托爾茨納（Suzanne Stoltzner）、夏洛特・阿克斯（Charlotte Akers）、以及伊恩・格林豪斯（Ian Greenhouse）等多人的協助。

關於編輯方面，我萬分感激我的文學經紀人科琳・奧謝（Coleen O'Shea），她巧妙地讓我明白這項計畫以往版本的美中不足之處；還有 HarperOne 出版社敏銳又有趣的編輯南西・漢考克（Nancy Hancock），以及出色的編審普莉希拉・斯塔基（Priscilla Stuckey）。

關於協助向大眾闡釋休息的重要性，我很高興有機會跟馬欣樂（Ma Xinle）、珊蒂・格林豪斯（Sandy Greenhouse）、艾略特・利夫史東（Elliot Livstone）、大衛・森薩博（David Sensabaugh）、達芙妮・羅森維格（Daphne Rosenzweig）、黛比・加羅法洛（Debbie Garofalo）、艾咪・李（Amy Lee）、麥可・戈德堡（Michael Goldberg）、珍娜・斯特克勒（Janet Steckler）、葛瑞格・貝德（Greg Band）、安妮・費雪（Anne Fisher）、伊雷克・希克斯（Irek Hicks）、長青（Chang Qing）、以及茱莉・莫伯格（Julie Moberg）討論這個議題。我也要感謝我的辦公室經理瑪麗・拉波恩特多年來的支持與協助。

我在各方面都虧欠我的病人良多，他們引導我去發現新問題，並且敦促我去找出解決方法；他們也為我說明什麼方法有效、什麼方法無效，直截了當地為我釐清了一切。

——馬修・埃德隆

究極休息術
——重新設定身心的 30 天休息計畫

作者　馬修・埃德隆
譯者　林資香
主編　蔡曉玲
封面設計　兒日設計
內頁設計　賴姵伶
校對　金文蕙

發行人　王榮文
出版發行　遠流出版事業股份有限公司
地址　臺北市中山北路一段 11 號 13 樓
客服電話　02-2571-0297
傳真　02-2571-0197
郵撥　0189456-1
著作權顧問　蕭雄淋律師

2024 年 2 月 1 日　初版一刷
定價新台幣 460 元
（如有缺頁或破損，請寄回更換）

Printed in Taiwan
ISBN：978-626-361-476-5
遠流博識網 http://www.ylib.com
E-mail: ylib@ylib.com

國家圖書館出版品預行編目 (CIP) 資料

究極休息術：重新設定身心的 30 天休息計畫 / 馬修 . 埃德隆 (Matthew Edlund) 著 ; 林資香譯 . -- 初版 . -- 臺北市 : 遠流出版事業股份有限公司 , 2024.02
面；　公分
譯　自 : The power of rest : why sleep alone is not enough: a 30-day plan to reset your body
ISBN 978-626-361-476-5(平裝)
1.CST: 睡眠 2.CST: 健康法 3.CST: 生活指導
411.77　　112022901